産業現場の事例で学ぶ

カウンセラーのための
スーパービジョン活用法

一般社団法人 日本産業カウンセラー協会［編］

金子書房

まえがき

スーパービジョンを受ける意味

　産業組織や働く人を取り巻く労働環境が，経済の状況や少子高齢化，それに伴う国の施策などで大きく変わってきています。そのような中で，産業カウンセラーはじめ多くのカウンセラー，キャリアコンサルタントなどが，さまざまな人々とメンタルヘルスや仕事の問題，生きる意味などの課題に取り組み，活躍をしています。

　カウンセラーはクライエントの人生にかかわっていく存在であり，支援の専門家です。その専門能力の維持向上のため，またカウンセラー自身の成長と専門家としての自分を守るためにスーパービジョンは必要不可欠なものであることは言うまでもありません。

　産業カウンセラーであれば，「産業カウンセラー倫理綱領」にあるように研鑽を義務づけられており，実践力をつけるという意味でスーパービジョンはその有効な方法のひとつです。

　私たち日本産業カウンセラー協会のことも少しお話しさせていただきます。当協会におけるスーパービジョン制度は1990年代にはじまりました。当時，産業カウンセラー資格が労働大臣認定の技能審査として認められ，その最上位の資格（当時は初級，中級，上級と資格が区分されていた）である上級産業カウンセラーには，指導性のひとつとして「産業カウンセラーに対し，スーパービジョンができること」が求められました。その後，会員の急激な拡大により，スーパーバイザーの拡充と質的向上が喫緊の課題となり，スーパーバイザーの研鑽や認定の仕組みが整えられていきました。

　カウンセラーがスーパービジョンを受けたいと思うのはどのようなときでしょうか。自分のカウンセリングが空回りして進まない。複雑な要素が入り交じり自分の見立てや方針が定まらない。自身の対応に不足を感じる。そして自分の実践力の限界を超えていないか不安である等々。

i

経験を積んだカウンセラーであっても，そのクライエントに相対するのは初めてです。経験値が通用しない，どうにもうまくかみ合わないということもあるでしょう。

　そのようなとき，ベテランも若手もスーパービジョンを大いに活用してほしいのです。カウンセリングをするには大きな不安要素がない「こころの余裕」が必要です。私はこころの余裕を創るという意味でもスーパービジョンの効能を感じています。

　カウンセリングの事例は多くの書籍になっていますが，産業現場での支援活動におけるスーパービジョンの実際の書籍化は本邦初であろうと思います。

　スーパービジョン事例へのさらなる専門家のコメントの視点は，スーパーバイジー（カウンセラー）だけでなくスーパーバイザーにも役立つことでしょう。その視点に注目してほしいと思います。

　カウンセラーはクライエントのために存在し，クライエントが生き抜いていく支援者であります。

　働く人々を支援するカウンセラーの皆さま，そのカウンセラーを支援するスーパーバイザーの皆さまが本書を手元に置いて活用いただければ大変うれしく思います。

　2019年8月

一般社団法人日本産業カウンセラー協会 会長　小原　新

本書のねらい（活用方法）

　この本を手に取っていただいてありがとうございます。

　カウンセラーになりたての人，カウンセリングを深めていきたい人，また経験豊富な人からもよく次のような声が聞かれます。

・スーパービジョンという言葉は知っているけれど，実際どのようなものなのか？
・何のためにスーパービジョンを受けるのか，必要性がわからない。
・スーパービジョンを受けるにあたり，何を準備すればよいのかわからない。
・今までスーパービジョンを受けてきて，改めて「スーパービジョンとは何か」を確認したい。
・キャリア形成支援に携わる立場から，キャリアカウンセリングのスーパービジョンはどのようなものか知りたい。
・スーパーバイザーとして，スーパービジョンの基本を再確認したい。学派によって違うけれど，どうなのだろうか？
・今までスーパービジョンをしてきたけれど，自分のやり方でいいのだろうか。我流にならないよう学びを深めたい。
・産業界の実際の相談事例にはどのようなものがあるのだろうか？
・ストレスチェック診断後の相談事例が知りたい。
・産業カウンセラーはどのようなところで，どのようなカウンセリングをしているのだろうか。

　こうした声にお応えできるように本書を用意しました。

　Ⅰ章ではスーパービジョンの基本として，「スーパービジョンの概要」と「キャリア支援におけるスーパービジョン」を掲載しています。

　Ⅱ章では，カウンセラーとしての実践力を高めるためには事例の見立てができなければなりませんので，「カウンセラーの見立ての能力を高めるために」何が必要か，何を知識として身につけておかなければならないのかを述べています。

iii

Ⅲ章では，カウンセリングにおけるスーパービジョンとはどのようなものなのか，どうして必要なのか，またカウンセラーとして成長するためにどんな視点から力をつけたらよいかを，産業界の事例を通して述べています。実際にスーパービジョンを受けた産業カウンセリング事例を取り上げ，さらに著名な先生方からコメントをいただきました。先生方のスーパービジョンの視点の違いも学びが大きいと思います。

特に，ストレスチェック後の面談についてのスーパービジョン事例は，実務家の集団である産業カウンセラー協会ならではのものと，いささか自負しております。

Ⅳ章では，スーパービジョンの実際として，スーパービジョンの受け方，基本となるプロセスの学び，問題把握と目標の設定についてまとめました。

最後に参考資料として，一般社団法人日本産業カウンセラー協会のスーパービジョン制度と歴史を掲載しています。この書籍の出版に至る経緯がご理解いただけるかと思います。

皆さまがこのことを知りたいという個所から読まれても納得がいく内容になっています。関心のあるところからお読みください。

そして，本書がスーパービジョンとは何か，なぜ必要なのか等々の疑問に少しでもお応えできるものとなることを願ってやみません。

産業現場の事例で学ぶ
カウンセラーのためのスーパービジョン活用法
◆ 目次 ◆

まえがき　i
本書のねらい（活用方法）　iii

Ⅰ 章

スーパービジョンとは何か

1 スーパービジョンの概要

尾久裕紀 ································· 3

- （1）スーパービジョンとは何か　3
- （2）スーパービジョンの構造　8
- （3）スーパービジョンの実際　11
- （4）スーパービジョンの視点（統合モデルを例に）　13
- （5）スーパービジョンの課題と機能　16
- （6）スーパーバイザーに求められること（あり方と役割）　17

2 キャリア支援におけるスーパービジョン

三川俊樹 ································· 22

- （1）はじめに　22
- （2）訓練を受けていない指導者によるスーパービジョン　24
- （3）スーパービジョンに対する誤解　25
- （4）スーパービジョンでないもの　26
- （5）スーパービジョンを規定する要因
  ——スーパービジョンにおいて配慮すること　28
- （6）スーパーバイザーに求められる能力　31
- （7）キャリア支援のスーパービジョンで取り上げるべきポイント　32
- （8）スーパービジョンの進め方——4つの観点　34

v

II章

カウンセラーの見立ての能力を高めるために

1 こころのメカニズム
瀧本孝雄 ·· 39

- （1）葛藤の理論　39
- （2）欲求不満の反応様式　41
- （3）欲求不満耐性（フラストレーション・トレランス）　43
- （4）防衛機制（ディフェンス・メカニズム）の理論　44
- （5）コンプレックス論　47
- （6）適応・不適応の基本概念　48
- （7）性格の判断を誤らせる条件　48

2 心理アセスメントとは ································ 50

- （1）心理アセスメントの方法　51
- （2）心理アセスメントとプランニング　53
- （3）心理テストの目的─心理テストと人間理解　54
- （4）心理テストの利用の方法　54
- （5）心理テストと倫理規範　55
- （6）カウンセリングにおける心理テストの効用と限界　56
- （7）心理テストの測定上の問題　58

3 心理テストの種類と方法 ································ 59

- （1）知能テストと性格テストの歴史　59
- （2）性格テストの方法　61
  - **Column**　Y-G性格検査の活用事例　64

III章

産業カウンセリング領域の問題と対応
─スーパービジョンの活用事例を通して

事例1　体調不良で会社を休みがちな女性

——カウンセラー若葉マーク時代のスーパービジョン体験……… 75

コメント1 初めて受けるスーパービジョンをどのように活用するか
　　　　末武康弘 ……………………………………………………………… 82

事例2 上司との連携で自立できた休み癖のある若手社員 ……………… 86
コメント2 質問力強化がカウンセリングの質を高める
　　　　宮城まり子 ………………………………………………………… 92

事例3 落ち込みをくり返すEさん …………………………………………… 101
コメント3 心理学を学ぶことで深まるクライエント理解
　　　　石﨑一記 …………………………………………………………… 107

事例4 コミュニケーションに課題のあったキャリア入社社員 …………… 114
コメント4 カウンセラーの信頼関係構築力，特に共感的理解力の再確認
　　　　寺田正美 …………………………………………………………… 119

事例5 昇進後，先輩社員に対する恐怖感をもつ管理職 ………………… 124
コメント5 カウンセラー能力に軽い不全感をもつスーパーバイジーへの
　　　　　　スーパービジョン
　　　　宮崎圭子 …………………………………………………………… 129

事例6 高ストレスの結果とワーク・ライフバランスの悩みを抱えていた
　　　　女性 …………………………………………………………………… 136
コメント6 ストレスチェックがセルフケアの端緒となった事例
　　　　河野慶三 …………………………………………………………… 141

事例7 事例ストレスチェック後の面談 …………………………………… 144
コメント7 スーパービジョンでは法制度面での的確な助言も必要
　　　　河野慶三 …………………………………………………………… 149

IV章

スーパービジョンの実際—「産業現場」の視点から

1 スーパービジョンの受け方と産業カウンセリングに関する理解
　　　渋谷武子 ………………………………………………………………… 159

vii

（1）スーパーバイザーを探す　159

（2）カウンセリングの対象・領域　159

（3）産業カウンセリングの対象・領域　162

（4）適応・不適応という視点でとらえた産業カウンセリングの領域・種類　164

（5）いつ，どんなときにスーパービジョンを受けるか　167

2 プロセスの学び・問題の把握と目標の設定 ……………………………………168

（1）スーパービジョンを受けるときの目的の1つめ「クライエントの問題の把握」（第2段階）　168

> **Column** 傾聴とはlistening＋responseである　170

（2）スーパービジョンを受ける目的の2つめ「目標の設定」（第3段階）　171

（3）「問題の把握」→「目標の設定」→「目標の達成」をくり返しながら終結へ　173

（4）キャリア・カウンセリングから学ぶプロセス　174

> **Column** ファシリテーターから実技指導者へ　175

引用・参考文献　177

資料　181

あとがき　185

凡例

Ⅲ章の表記について

1．略号

SV　スーパービジョン

CL　クライエント

CO　カウンセラー

　このほかそれぞれの執筆者が用いる略号については初出時に説明した。

2．事例

　面接経過の年月表記などについては統一を図っていない。

　これは，事例の書き方（表記）はさまざまであってよいという，実務家集団としての日本産業カウンセラー協会の考え方に基づいている。

1章

スーパービジョンとは何か

Ⅰ章のねらい

....

　本章では，スーパービジョンについての「何となく」の理解を確かな理解にできるよう，「スーパービジョンとは何か」を述べる。

　1節では，スーパービジョンの定義から繙き，歴史とわが国における現状について説明し，スーパービジョン・カウンセリング・コンサルテーションの違い，初心者と経験のあるカウンセラーへのスーパービジョンが異なることについて述べる。

　2節では，働く人々の能力開発，キャリアの選択・決定やキャリア発達の促進など，キャリア支援におけるスーパービジョンについて述べる。キャリア支援におけるスーパービジョンの現状，スーパービジョンを規定する要因，スーパーバイザーに求められる能力，取り上げるポイント，進め方などを具体的に理解されたい。

1 スーパービジョンの概要

尾久裕紀

（1）スーパービジョンとは何か

1）スーパービジョンという言葉

英語のsupervisionの日本語表記がスーパービジョンである。監督，指導，管理という意味がある。supervise（スーパーバイズ）は，supervisionの動詞で，監督する，指導する，管理するという意味になる。supervisor（スーパーバイザー）はスーパービジョンをする人，supervisee（スーパーバイジー）はスーパービジョンを受ける人のことである。

2）スーパービジョンとは

スーパービジョンは，カウンセラーなどの専門職が知識や技能を向上させるために，スーパーバイザーと共に行う学習あるいは訓練のプロセスである。スーパービジョンはもともと心理療法の技能を向上させることを目的に，1922年のベルリン精神分析研究所におけるアイティンゴン（Eitingon, M.）の試みから始まった（小此木他編，2002）。現在，心理領域はもちろん，福祉，介護，栄養，看護などあらゆる臨床領域で普及している。

ここでスーパービジョンの定義をいくつか紹介しておく。

平木（2017）は，バーナードとグッドイヤー（Bernard & Goodyear, 2009）の代表的な定義とホロウェイ（Holloway, 1995）のスーパービジョンの主たる課題を次のように紹介している。

「スーパービジョンとは専門職の先輩メンバーから後輩メンバーあるいは同僚メンバーに提供される介入である。この関係は，評価的で，ヒエラルキーがあり，一定期間続けられ，そして，後輩の専門機能を高め，クライエントに提供される専門的支援の質をモニターし，特定の専門職に就く者に対して門番（gatekeeper）となる目的をもつ」（Bernard & Goodyear, 2009）

「他者の作業を経験豊かな臨床家，センシティブな教師，鑑識眼のあるプロ

の目で，oversee（見渡す）ことであり，スーパーバイザーが伝え，示した心理療法のプロセスの真髄を学習者が取得し，実際のカウンセリング関係で再創造する機会を提供すること」（Holloway, 1995）

これまでのスーパービジョンは，教育，訓練，指導という側面が強調されてきた。また，ともするとスーパーバイザーは権威的になりがちで，スーパーバイジーは脅威を感じたり，忠誠的にならざるを得ないこともあった。最近のスーパービジョンは，スーパーバイジーとの相互協力的関係を重視し，スーパーバイジーの成長のために，情緒的なかかわりを大事にし，どのようにすると気づきを促すことができるかというアプローチに変化しているといえる。

3）資格要件としてのスーパービジョン

学会など専門職団体では資格要件としてスーパービジョンの経験が求められることがある。欧米では心理療法家をはじめ，作業療法士，音楽療法士など多くの職種でスーパービジョンの経験が資格要件となっている。

わが国では，スーパービジョン自体が普及していない状況にある。日本精神分析協会では，精神分析家候補生は週4回以上の寝椅子自由連想法によって行われる成人の精神分析療法例を2例以上，また精神分析的精神療法家研修生は週1回以上で行われる成人の精神分析的精神療法例を2例以上，いずれも協会の認定したスーパーバイザーによるスーパービジョンが求められる（日本精神分析協会HP）。また，認定社会福祉士及び認定上級社会福祉士は，資格の取得や更新にスーパービジョンの実績が必要とされる（認定社会福祉士認証・認定機構HP）。

4）スーパービジョンの歴史

北米におけるスーパービジョンの歴史を平木（2017）は次のように紹介している。

北米では1960年代より特定の心理療法理論によらない汎用性のある心理臨床家の訓練が進められており，スーパービジョンもカリキュラムの中に組み込まれていた。しかし当時はカウンセリング（心理臨床）とスーパービジョンは同じと考えられていた。

1970年代には，スーパービジョン独自の理論モデルの必要性が唱えられるようになり，1980年代には，いくつかの理論横断的スーパービジョンモデルが開発された。1990年代には学派・理論によらないスーパービジョンモデルが追求され，スーパービジョンという訓練法に共通する機能や活動を理論化したモデルなどが提示された。

5）わが国の心理臨床におけるスーパービジョンの現状

ではわが国の心理臨床におけるスーパービジョンの現状はどうだろう。平木（2017）は以下4つの問題を提起し，これからの心理臨床スーパービジョンで重要なことは，初心者に対するスーパービジョンは汎用性のあるスーパービジョンモデルの確立が必要であると述べている。

1つめに，指導者であるスーパーバイザーはスーパービジョンを受けた経験はあっても，スーパーバイザー・トレーニングを受けていない人が大多数である。受けていたとしてもある学派，ある理論モデルに基づいたもので，その学派・理論のリーダーを育てる上では有効でも，たとえば初心者の実践教育に適応するには限界があると言わざるを得ない。

2つめに，心理療法理論の多様なモデル間の相互交流が少ないという状況がある。自分の理論モデル以外のモデルには関心が低いだけでなく，対立・排除の姿勢をもつこともかつてはあった。少なくとも大学院における訓練は，指導者間，理論間の垣根を低くし，どの理論にも共通する臨床の基本を身につけさせながら，訓練生の特性や関心に応じた理論・技法の選択を可能にする必要がある。

3つめに，スーパービジョン，カウンセリング，コンサルテーションの区別が不明確なままで指導していることである。とくに初心者と経験のあるセラピストへのスーパービジョンは異なる。

4つめに，自身の理論モデルにこだわり，基礎訓練をしなかったり，コンサルテーションあるいは事例検討をスーパービジョンと呼んだり，スーパービジョンの中で訓練生の個人的な問題や内面にまで踏み込んだりすることもある。

6）スーパービジョンの目的

①スーパーバイジー（カウンセラー）の専門職としての役割を学ぶこと

　クライエントのエンパワーメント，医療をはじめ外的資源の利用，カウンセラーとしての倫理，現場に即した役割，自己研鑽の方法などを専門職として学ぶ。

②スーパーバイジー（カウンセラー）のケース理解能力を向上させること

　クライエントを適切にアセスメントすることができること，具体的には，クライエントの心理的能力，自己実現の志向性，病理などパーソナリティが理解できるようになることである。そのためには基礎理論をしっかり学ぶ必要がある。さらにクライエントと家族，社会とのかかわりの理解，クライエントと自分（スーパーバイジー）との相互作用の理解，カウンセリングの構成ができることなどである。

③スーパーバイジー（カウンセラー）の面接スキルを向上させること

　スーパーバイジー（カウンセラー）とクライエントの関係を促進させる技法（共感，支持，励ましなど）を向上させること。特定のクライエントへのかかわり方，個別ケースに則した介入（質問，診断，強化，変化の促進，対決など）の技法を取得すること。

④スーパーバイジー（カウンセラー）の自己理解能力を向上させること

　スーパーバイジー（カウンセラー）とクライエントとの間に生じる感情，思考，行動の理解，スーパーバイジーとスーパーバイザーとの関係の理解，自分の能力の客観的把握，限界の自覚などである。

7）基本となるスーパービジョンモデル

①弁別モデル

　バーナードとグッドイヤー（Bernard & Goodyear, 2009）が紹介したモデルである。スーパーバイザーの役割・機能を折衷的に，教師・カウンセラー，コンサルタントとしてまとめたものである。

　具体的な例をあげる。教師の役割をとる場合，スーパーバイザーはスーパーバイジーに技法を教える。クライエントの思考，行動パターンを概念化して伝える。基本事項を学んでもらうため，文献，参考図書を勧める。カウンセラー

の役割をとる場合、クライエントに対するスーパーバイジーの防衛について気づくよう介入あるいは明確化する。コンサルタントの役割をとる場合、スーパーバイジーが認識している課題について相談する。

このように非常にシンプルでわかりやすいのが特徴である。

②発達モデル

スーパービジョンはスーパーバイジーのニーズ、専門性の発達にしたがって行われる必要があるとするモデルである。発達モデルの考え方によると、弁別モデルの機能のうち、初心者など初期のスーパービジョンでは、定期的に、順序を踏んで、発達に応じて、支持的な雰囲気の中で行われるトレーニング的要素が多くなり、経験者のスーパービジョンでは、仲間としての話し合い、相談の要素、コンサルテーション的要素が多くなる。

③システムモデル

スーパービジョンに一般システム理論[1]の考え方を取り入れたモデルである。スーパービジョン関係を重視し、スーパービジョンと同時進行する多重なレベルの関係をもメタ認知[2]（中山・四本，2014）したスーパービジョンを行おうとするものである。

スーパービジョンは1対1の関係で行われるが、そこにはスーパーバイジー（カウンセラー）とクライエントの関係、クライエントとクライエントを取り巻く人々との関係、スーパービジョンにおけるスーパーバイザーとスーパーバイジーとの関係を1つのシステムとして捉えることを意識する。具体的な視点については、スーパービジョンの機能と課題（Holloway，1995）で説明する。

1　一般システム理論とは、生物学者ベルタランフィ（Bertalanffy, L.V.）が提唱した科学理論の1つで、システムを、「相互作用しあう要素の集合体」として捉え、複雑に相互作用しあう要素からなるシステムにおいて、問題の原因を1つに特定するのは不可能と考え、1つのシステムと捉え、把握しようとするものである。

2　メタ認知とは、自己の認知活動（知覚、情動、記憶、思考など）を客観的に捉え、評価した上で制御することである。「認知を認知する」ともいえる。

（2）スーパービジョンの構造

1) スーパービジョンの構成要素
①スーパーバイザーとスーパーバイジー

　スーパービジョンは，スーパービジョンを行うスーパーバイザー，スーパービジョンを受けるスーパーバイジーで構成される。

　カウンセラーは専門職であるから，常に技能を向上させるために，また自身の行っているカウンセリング，およびクライエントとの関係を客観的に捉えるために，初心者はもちろん，経験のある人もスーパーバイジーになることがある。

　日本では，職場の上司や現場経験が長い人がスーパーバイザーになることが多いが，多くはスーパーバイザーとしてのトレーニングを受ける機会がないまま試行錯誤しながらその役を担ってきたのではないかと推察する。また同じ職場だと上下関係，評価する・されるなどの関係が生じることがあるので，その関係を認識しながらスーパービジョンを行うことが重要である。

　現在の日本では，学会や職能団体ごとにスーパーバイザーが位置づけられていることが多いと思われるが，現状ではスーパーバイザーの基準，質はかなり異なる。

②スーパービジョンにおける契約

　スーパービジョンの方法，場所，期間，頻度，料金，コンフィデンシャリティ（秘密保持）などについての取り決めを行う。スーパーバイザーは，契約時，スーパーバイジーの経歴とスーパービジョンの動機を確認する。

③スーパービジョンは職場内か職場外か

　職場内では，雇用主や上司が新人育成のためにあるいは管理的な意味合いでスーパービジョンを行うことがある。この場合，スーパービジョンと業務指導を区別したほうがよい。

　他方，職場外で外部のスーパーバイザーからスーパービジョンを受ける場合，職場のルールを考慮し，情報の取扱いをどのようにするかを取り決めることが必要になる。

④スーパービジョンの時間，頻度

　1回の時間は50〜60分が多い。頻度は毎週，隔週，あるいは月1回までさま

ざまであるが，初学者はあまり間を空けすぎず，一定期間継続することが望ましい。

⑤スーパービジョンの方法（進め方）

スーパービジョンをどのように進めていくかについてもあらかじめ取り決めしておく。

スーパービジョンの形態（個人か複数か，対面かスカイプかなど），口頭で行うか，要約したものを毎回提出するか，逐語録とするか，映像を提出するか，等々である。

カウンセリングケースを要約したものか逐語録を基にスーパービジョンを行うことが多い。要約の場合，まとめ方や報告の仕方はスーパーバイジーの経験，内的欲求などによって変わることがある。またスーパーバイジーの理解の範囲でまとめるため，スーパーバイザーにとって重要な部分が省略されたり，スーパーバイジーの介入を正当化したいという欲求が無意識のうちに働いたりする可能性がある。

したがって，初心者の場合は，逐語録を作成することが望ましい。逐語録を2部作成し，スーパーバイジーが読みながら，補足的に考えや気持ちを語り，それに対してスーパーバイザーが質問，コメントするという方法が1つの例である。

⑥料金

スーパービジョン1回の費用，支払い方法，キャンセルの場合どうするか等についてあらかじめ決めておく。

2）スーパービジョンの形態

①個別（個人）スーパービジョン

スーパーバイザーとスーパーバイジーが1対1で行う最も基本的なスーパービジョンの形態である。スーパーバイジーの発達段階に応じたスーパービジョンが継続的にできる。

一方，日本においてはスーパーバイザーの数が限られていることから，より現実的な方法も検討すべきだと思う。鑪（2000）は，わが国において，1対1のスーパービジョン体制や80〜90分の体制はやや贅沢すぎるのかもしれないと

指摘する。その上で，スーパーバイザー1人に対してスーパーバイジー2人で行う方法を提案している。1人のスーパーバイジーがケースを提出し，もう1人のスーパーバイジーはスーパーバイザーのコメントと同様にケースにコメントする。それによりもう1人のバイジーは客観的にスーパービジョンを見ることができるというメリットがある。

②スカイプ等によるスーパービジョン

スーパーバイザーの数が少ないこと，地域による格差が大きいことから，スカイプなどを利用したスーパービジョンも検討してよいだろう。全国どこからでもスーパービジョンを行うことができ，移動の時間がなく，大変効率的で便利な方法である。できれば1，2回は直接会った上で始めたほうがよい。電話を用いる方法もあるが，実際に顔を見ながらのほうが非言語的な部分も含め対面により近い感覚でスーパービジョンが行える。スーパービジョンはあくまで対面でという考えもあるだろうが，スーパービジョンを受けないよりスカイプでも受けたほうがよいと思う。

③グループスーパービジョン

スーパーバイザー1人に対してスーパーバイジー3～7人で，定期的，継続的に行う方法である。ケースを呈示するスーパーバイジーに対し，スーパーバイザーと他のスーパーバイジーからのコメントが加わることにより，複雑でダイナミックな交流が生じる。

④ライブスーパービジョン

ライブで行われるスーパービジョンで，カウンセリングとスーパービジョンが同時に進行する。スーパーバイザーがスーパーバイジー（カウンセラー）の面接を直接観察して面接に関わるこの方法はカウンセリングにおける「いま，ここ」でのタイムリーな介入ができる。ライブスーパービジョンはカウンセリングとスーパービジョンに認識論的転換をもたらしたといわれる。詳しくは平木（2017）の解説を参考されたい。

⑤ピアスーパービジョン

カウンセリングの経験が同じくらいの人，たとえば，同僚同士が互いにスーパーバイザーの役割をすることもあり得る。適性，経験のあるスーパーバイザーによるスーパービジョンが望ましいが，トレーニングを受けたスーパーバイ

ザーが少ない現状では，先に述べたグループスーパービジョンに加え，同僚同士によるスーパービジョン（ピアスーパービジョン）も検討すべきであろう。もっとも，この方法は先のスーパービジョンの概念からはずれることになり，契約などの課題もあるが，それでも1人でカウンセリングを行うより，有益なことが多いと思う。

(3)スーパービジョンの実際

1) スーパーバイザーを探す

　学会によっては学会認定スーパーバイザーのリストがあり，その中から選べる場合もある。また，学会，研修会などでスーパーバイザーの役割を担っている人に声をかけスーパーバイザーになってもらえるか話し合ってもよい。

2) 契約する

　スーパービジョンを行うにあたって，スーパーバイザー，スーパーバイジー双方が合意した内容を書面にして確認する手続きである。契約時に話し合う内容は以下のとおりである。

　①目的：スーパービジョンによってスーパーバイジーがどのようになりたいかを具体的に決める。

　②方法：たとえば，逐語録をいつまでに提出するか，ビデオ映像を提出するか等，スーパービジョンに際し，どのような準備をするかを決める。

　③頻度，時間：どのくらいの頻度で行うか，1回の時間はどのくらいかを決める。

　④期間：目安としてどのくらいの期間行うかを決める。

　⑤費用：1回の費用，支払い方法，キャンセル時の扱い等を決める。

　⑥スーパービジョンにおける倫理を確認する。

3) 初心者の場合

　まだクライエントがいない場合は，基本的事項を学ぶため，テキスト等を示し共に学ぶこともある。スーパービジョンに提出する資料のまとめ方について

もオリエンテーションが必要であろう。スーパーバイザーは初期にはどのような ケースがスーパーバイジーにとって適切かを判断することも重要である。最初から難しいケースを担当することは、スーパーバイジーがカウンセリングに対して苦手意識をもつことにもなり、何よりもクライエントにとって望ましくない。

スーパービジョンの初期にはスーパーバイジーはスーパーバイザーのやり方を模倣し、カウンセリングの進め方、技法などを身につけていくことが多い。しかしながら、岩崎（2000）が指摘するように、スーパービジョン関係は、スーパーバイザーが自分の考えを一方的にスーパーバイジーに示すものでも、またスーパーバイジーがスーパーバイザーの言うことを受身的に受け入れるだけのものでもなく、相互協力的な関係として、スーパービジョン同盟が形づくられることが望まれる。

スーパーバイザーの発言はスーパーバイジーへの指示や命令ではなく、スーパーバイジーに検討を求める1つの示唆である。その意味でスーパーバイジーがクライエントとの関係でスーパーバイザーの提示した示唆や考え方のみを用いてカウンセリングを行っている場合は、スーパーバイジーの主体性、自律性の不足と共に、スーパービジョン関係そのものが命令的、支配的になっていないかを検討する必要がある。

4）スーパービジョンを開始する

①スーパービジョンの目的を確認する

スーパーバイジーは、スーパービジョンでどのようなことを検討したいかを明確にする。たとえば、「クライエントへのかかわり方について検討したい」という目的である場合、スーパーバイジーは、なぜそのような目的を提示したのか、具体的にどのような場面でのかかわり方について検討したいのかなどをスーパーバイジーの言葉で語ってもらうことが重要である。それによってその回のスーパービジョンの課題と機能が見えてくる。

②時間配分を考える

スーパービジョンの目的の確認、ケース内容提示、このあたりで、その回のテーマが見えてくる、目的とテーマを中心にスーパービジョンを行い、最後の

10分くらいでまとめる。この時間帯に新しいテーマは扱わない。最後に評価をし，次回あるいは今後の課題を共有し終了する。次のスーパービジョンは前回のレビューから始まる。

③スーパービジョンの内容

スーパービジョンの目的を中心にスーパービジョンを進める。同時に，スーパーバイザーは毎回のスーパービジョンの中で，スーパーバイジーが専門職として必要な課題（後述のスーパービジョンの課題）は何かを把握し，どのような方法で理解してもらうか（後述のスーパービジョンの機能）を考える。

(4) スーパービジョンの視点（統合モデルを例に）

北米でのスーパービジョンモデルは1980年代の「弁別モデル」「発達モデル」を経て，1990年代にはスーパービジョン理論と実証研究に基づいたスーパービジョンモデルが現れた。ここではそのうちの1つであるホロウェイ（Holloway, E.L.）の統合モデルを参考に，著者が「スーパービジョンの視点」としてまとめる。本来のホロウェイの統合モデルについては彼の著書（Holloway, 1995）および平木（2017）の詳しい解説をご覧いただきたい。

スーパーバイザーとしての経験が少ない場合，スーパービジョンでいつも同じ課題を扱っている，大事な部分を扱わずスーパービジョンを繰り返している，そもそも何を扱うのかわからない，ということが往々にしてある。

統合的モデルは，スーパービジョンの計画や方法を見取り図として提示している。スーパーバイザーはチェックリストのような緻密な項目に基づいてスーパービジョンを進めることができる。ここではスーパービジョンを行うにあたって，どのようなことを考えながら進めていくかについて説明する。

スーパーバイザーは，以下の7つの視点について認識しながら進めるとよい。

1）スーパービジョン関係を認識する

スーパービジョン関係は，契約，段階，構造の3つからなる。

①契約：スーパービジョンにおける目標，評価，秘密保持などについての取り決めのこと。

②関係の段階：スーパービジョン関係は初期段階，成熟した段階，終結段階

と進んでいく。どのような段階にいるかを意識することである。

③対人関係の構造：スーパーバイザーとスーパーバイジーの関係がどのような関係か，職場の上司，部下の関係か，中立的な関係かなどを考える。

2）スーパーバイザーの背景を認識する

①専門的経験：経験はスーパーバイジーへの介入の判断，教授法の選択などに影響する。

②役割：スーパーバイザーがどのような役割をとっているか，教師，カウンセラー，コンサルタントとしての役割，あるいは，評価する人，講義をする人，プロの実践モデルとしての役割などを認識する。

③理論的背景：スーパーバイザーの理論的背景は，教え方，クライエントの理解などに影響する。

④文化的要素：スーパーバイザーの人間観，対人関係のもち方，社会的慣習などはスーパービジョン関係に影響する。

⑤自己呈示：かかわりをもつ人が相手によい印象を与えようとする情緒的，言語的，非言語的な言動を意味し，スーパーバイザーの役割行動に影響する。

3）スーパーバイジー（カウンセラー）の背景を認識する

①カウンセリング経験：スーパーバイジーの経験によって，スーパービジョンの構造やスーパーバイザーの支援方法は変わる。

②カウンセリングの理論背景：スーパーバイジーのカウンセリング理論に対応した個人のカウンセリングモデルが確立される。

③学習のスタイルとニーズ：スーパービジョン経験の受け止め方に関係し，これがあるとスーパーバイジーの成長要因になる。

④文化的特徴：スーパーバイジーのジェンダー，民族，人種，宗教，個人的価値観などがクライエントに対する態度と言動に大きくかかわる。

⑤自己呈示：スーパーバイジーの対人パターン，情緒的特徴，防衛などがスーパービジョンに関係する。

4）クライエントの背景を認識する

　①クライエントの特徴：クライエントの社会的望ましさ，態度，価値観などは，スーパーバイジー（カウンセラー）にも影響する。

　②主訴と診断：スーパーバイザーは，クライエントの主訴，診断から，スーパーバイジーが対応可能かを判断する。スーパーバイジーの能力とクライエントの病理に鑑みて判断しなくてはならない。

　③カウンセリング関係：スーパーバイジーとクライエントとの関係が，スーパーバイジーとスーパーバイザーとの関係で再現されることがあり，それを話題にすることが有効な場合がある。

5）スーパービジョンが行われる組織・機関の背景を認識する

　スーパービジョンが行われる組織・機関のニーズに対応しなければならない。

　①その機関の顧客：性的虐待の犠牲者，男性の犯罪者，薬物依存などのクライエントに対応するにはスーパーバイジーは特別のトレーニングを必要とする。

　②組織の構造と風土：たとえば，ストレスの多い組織・機関では，その影響がスーパービジョン関係にも及び，ひいてはカウンセリングにも影響する。

　③専門職の倫理と基準：スーパーバイザーは行うスーパービジョンに責任がある。詳細は「スーパービジョンの倫理」で後述する。

6）スーパービジョンの課題は何か認識する

　以下の5項目である。

　①カウンセリングスキル

　②ケースの概念化

　③専門的役割

　④情緒的気づき

　⑤自己評価

7）スーパービジョンの機能は何か認識する

　以下の5項目である。

　①モニター／評価

②助言／指導
③モデリング
④相談
⑤支持／分かち合い

(5)スーパービジョンの課題と機能

　とくに，先にあげたスーパービジョンの課題と機能は「スーパービジョンのプロセス・マトリックス」として，実際のスーパービジョンを進める上で大変有用である。以下，ホロウェイ（Holloway, E. L.）の統合モデルを参考に，著者がまとめる。

1）スーパービジョンの課題

　スーパーバイジーが専門職になるための課題である。スーパービジョンでどの項目を扱うかの目安になる。
　①カウンセリングスキル：コミュニケーションパターン，共感，カウンセリングの技術（症状処方，脱感作，強化）などである。

スーパービジョンの課題

スーパービジョンの機能	カウンセリングスキル	ケースの概念化	専門的役割	情緒的気づき	自己評価
モニター／評価					
助言／指導					
モデリング					
相談					
支持／分かち合い					

出典：Holloway 平木訳 p.51（2017）を著者一部修正

図Ⅰ-1　SASモデル：スーパービジョンの課題と機能　プロセス・マトリックス

②ケースの概念化：スーパーバイザーとスーパーバイジーがクライエントの主訴，成育史などについて心理社会的理解を進め，クライエントの言動と理論的基礎を結びつけて理解することである。

③専門的役割：外部資源の利用法，倫理，記録の取り方，スーパービジョンを受けることなどである。

④情緒的気づき：クライエントあるいはスーパーバイザーとの関係で，スーパーバイジーに生じる感情，思考，行動への気づきである。

⑤自己評価：自己の能力を評価するスキルである。

2）スーパービジョンの機能

スーパービジョンがどのように機能しているかを認識する項目である。

①モニター／評価：スーパーバイジーのカウンセリングを見守り，評価すること。

②助言／指導：スーパーバイザーがスーパービジョンの中で，スーパーバイジーに示唆を与えたり，助言，指導すること。一方的に助言，指導するというよりスーパーバイザーが質問などをすることでスーパーバイジー自らが気づけるよう介入することが望ましい。

③モデリング：スーパーバイザーがロールプレイなどを通して，専門職の役割などを示すこと。

④相談：スーパーバイジーに生じている課題についてスーパーバイザーが共に考え，解決しようとすること。

⑤支持／分かち合い：スーパーバイジーの言動，情緒，態度などに対して共感，理解を示すことで深い関係のレベルで支持，分かち合うこと。

(6)スーパーバイザーに求められること（あり方と役割）

1）スーパーバイジーの発達過程（レベル）に合わせる

スーパービジョンを行う際，バイザーはバイジーのカウンセラーとしての経験，発達レベルに応じたスーパービジョンをしなければならない。さらには，スーパーバイザーはスーパービジョンがどのような時期にあるのかを自覚しな

ければならない。

　ここではスーパーバイジーの発達過程とスーパービジョンの関係について，鑪のモデルとフリードマンとカスロー（Friedman & Kaslow）のモデルを紹介する。

① スーパービジョンのレベルとスーパービジョンの関係（鑪，2000）

　図左に円形で示した「関係の力動性」は，スーパービジョン関係およびスーパーバイジーとクライエントとの関係を示したものである。スーパーバイザーとスーパーバイジーは経験によって心的距離の取り方が異なる。経験の少ないスーパーバイジーの場合，スーパーバイザーはスーパーバイジーの面接関係全体を抱えるようにスーパービジョン関係を維持する。経験のあるスーパーバイジーの場合，特定問題の技術の指導や示唆が中心となり，面接関係そのものには深くかかわらない。

　真ん中は「技法と支えの割合」で，経験の少ないスーパーバイジーと経験のあるスーパーバイジーでは，臨床的技法と情緒的支えの割合が異なり，経験の

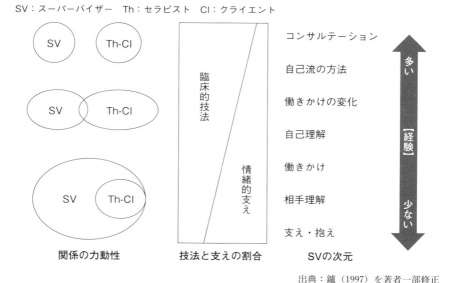

出典：鑪（1997）を著者一部修正

図Ⅰ-2　スーパービジョンのレベルとスーパービジョンの関係

少ないスーパーバイジーの場合，スーパーバイザーの情緒的支えが大きな意味をもち，臨床経験が深まればスーパービジョンは技術的な面に注目されて行われる。

　以上のことからも，スーパービジョンは初心者のみが受けるものではなく，臨床家（専門職）として経験者も受けるものである。

② スーパーバイジーの心理臨床家としての発達段階（カスロー，F.W., 岡堂・平木訳編，1990）

　フリードマンとカスローは心理臨床家としての発達段階を6つに分けている。各段階には重なるところがあり，行ったり来たりすることもある。

　第一段階：興奮と予期不安

　スーパービジョンを受けようと決めてからクライエントと最初にかかわった時期までの段階。カウンセリングにかかわることができるという興奮とさまざまな不安が生じる時期となる。スーパーバイザーはスーパーバイジーの不安と非力さに共感することが重要である。

　第二段階：依存と同一化

　スーパーバイジーがケースを担当したときから，スーパーバイジーが自分はクライエントに対して意味ある影響を与えていると認識するまでの段階。カウンセリングに対し，知識，技能，自信がないためスーパーバイザーに依存し，スーパーバイザーのスタイル，態度，言動まで真似る。

　この段階ではスーパーバイジーはクライエントとかかわることで情緒的に混乱し，消耗する傾向がある。スーパーバイザーとしては，そのことをあらかじめ話し合っておく。そのような状態になっているスーパーバイジーを抱える（ホールディング）ことが役割となる。

　第三段階：活動と継続的な依存

　スーパーバイジーが心理療法を開始してから数か月から数年以内に始まる。それはスーパーバイジーがクライエントに本気で受け取られていると認識することがきっかけとなる。スーパーバイジーはカウンセリングに慣れ，カウンセラーとしての活動レベルが向上する。スーパーバイジーは自分の力量について過大評価と過小評価の間で揺れる。以前よりはスーパーバイザーに依存しなくなるが継続して依存性はもっている段階である。スーパーバイザーはスーパー

バイジーの受動的および能動的傾向を鏡のように受容することが重要で，このことがスーパーバイジーの自己概念や自尊心を高める。

　第四段階：活気と責任的関与

　スーパーバイジーが実際に自分をセラピストであると認識することで始まる。スーパーバイジーは心理療法の理論と実際のやりとりを関連づけて理解でき，セラピストとして活躍する。スーパーバイザーの役割もスーパーバイジーへのコントロール，支持よりもコンサルタントのような役割が多くなる。

　第五段階：アイデンティティと自立

　スーパーバイジーがスーパーバイザーの支持なしにやっていくことを考え始め，専門職としてのアイデンティティも確立されつつある段階である。スーパーバイザーは楽になったと考える一方，スーパービジョンにおけるコントロールが喪失し，自分の役割が少なくなったと考える人もいる。

　第六段階：落ち着きと仲間意識

　専門職としてのアイデンティティは確立し，専門的な意見，情報を仲間からも得るようになる段階である。

2）スーパービジョンの倫理

　心理臨床における倫理はよく知られているが，スーパービジョンの倫理はこれまであまり注目されてこなかった。日本産業カウンセリング学会のスーパーバイザーの倫理指針（日本産業カウンセリング学会HP）を参考までに掲載する。

　スーパーバイザーは，日本産業カウンセリング学会倫理綱領の他に，以下の項目を遵守しなければならない。

1．スーパーバイザーは，スーパーバイジー（カウンセラー）がクライエントに対して，その地位や資格を明示したことを確認すること。加えて，クライエントがスーパービジョンで求められていることを承知したことを確認すること。

2．スーパーバイザーは，クライエントが守秘義務と必要な場合の秘匿特権のコミュニケーションについての権利と限界について知っていることを確認すること。

3．スーパーバイザーは，スーパーバイジーに，スーパービジョンの目標，ケ

ース管理の方法，スーパーバイザーの選択するスーパービジョン・モデルを含むスーパービジョンのプロセスについて伝えること。

4．スーパーバイザーは，スーパービジョンの記録をとるとともに記録を保管し，スーパービジョンで得られたすべての情報は秘密と考えること。

5．スーパーバイザーは，スーパーバイザーの専門的判断に抵触したり，スーパーバイジーに害になるようなすべてのスーパーバイジーとの多重関係を避けること。

6．スーパーバイザーは，スーパーバイジーと危機状況の扱いに関する手順を決めておくこと。

7．スーパーバイザーは，スーパーバイジーに対して，所定の評価計画として適切で，時宜にかなったフィードバックを提供すること。

8．スーパーバイザーは，クライエントに対して適切なカウンセリングができないスーパーバイジーに対して，必要な支援を提供すること。

9．スーパーバイザーは，スーパーバイジーが心身の障害を負って，クライエントが危機にある場合は，介入すること。

10．スーパーバイザーは，心身の障害を負ったスーパーバイジーが適切なカウンセリングを提供できないと予測した場合，資格を認証しないこと。

11．スーパーバイザーは，自己の能力以外の領域のスーパービジョンを行わないこと。

12．スーパーバイザーは，スーパーバイジーがカウンセリングに関わる法律と倫理を承知していることを確認すること。

13．スーパーバイザーは，スーパービジョンとカウンセリングに影響するような文化的な問題について調べておくよう，スーパーバイジーに指導すること。

14．スーパーバイザーは，スーパーバイジーとクライエントが，その権利と適正な手続きについて知っていることを確認すること。

3）スーパーバイザーとしてのトレーニング

日本ではスーパービジョンはスーパーバイザーの自らのスーパーバイジー体験を頼りに行われてきたという経緯がある。しかしスーパービジョンの質の確保と維持のためにはスーパーバイザーの質が保証されなければならない。日本

でも欧米のようなスーパーバイザーのトレーニングシステムが必要と考えられる。

　日本産業カウンセリング学会ではこのような状況を踏まえて，2009年よりスーパーバイザー養成講座を開始した。第1部「スーパーバイザー養成講座」と第2部「スーパービジョンのスーパービジョン」の2部構成からなる。第1部は多様な背景をもつ心理職の専門知識の標準化を図るための理論と知識の確認，スーパービジョンの理論学習と実習からなる。第2部は一定期間，訓練生が実際に行ったスーパービジョンのスーパービジョンを行い，基準に達した場合，学会認定スーパーバイザーとなる。毎年講座内容およびスーパービジョンのスーパービジョンの方法が見直されている。

おわりに

　心理臨床をはじめとする対人援助サービスの重要性は今後さらに高まると思われ，質の高いサービスをクライエントに提供するためにはスーパービジョンは不可欠である。

　一定の質が担保されたスーパーバイザーが一定数いることは理想的であるが，日本の現状を考えるとまだ先のことと思われる。今後，スーパービジョンの必要性を広く知ってもらい，スーパービジョン体制を整備することが喫緊の課題である。

キャリア支援におけるスーパービジョン

三川俊樹

(1) はじめに

　働く人々の職業能力開発を支援するキャリアコンサルティングのほか，キャリアの選択・決定やキャリア発達を促進するキャリアカウンセリングなど，キャリア支援に関する事例検討やスーパービジョンに携わるようになって痛感していることがある。それは，キャリア支援の過程において，「カウンセリングがない」ということである。つまり，キャリア支援担当者にカウンセリングの

スキルが十分に備わっていないために，堂々巡りの苦戦や予期しない中断を余儀なくされたり，相談を継続したりすることすらできていないというケースさえ見受けられる。

　カウンセリングやその基礎となるコミュニケーション・スキルを身につけることは，それほど難しいものではないが，決して容易ではない。しかしながら，キャリア支援に関する事例検討やスーパービジョンの際に，「話を聴いているだけではクライエントの問題は解決しない」「キャリアコンサルティングはカウンセリングではない」などと言う人に限って，キャリア支援の過程においてカウンセリング・スキルが適切に活用できておらず，クライエントの話がほとんど聴けていないだけでなく，本当に「ただ聞いているだけ」であったというケースに何度も出会ってきた。極端に言えば，カウンセリング不在のキャリア支援がまかり通っているのである。

　言語的コミュニケーションと人間関係を基礎にしたカウンセリングやキャリアコンサルティングの専門性の向上のために，スーパービジョンは最も重要な役割を果たしている。しかしながら，日本においては，カウンセラーあるいはキャリアコンサルタントの養成訓練や実践にかかわる領域で，スーパービジョンをめぐってさまざまな誤解や混乱が生じている。

　たとえば，スーパービジョンを受けたことがないというキャリアコンサルタントは少なくない。また，スーパービジョンを受けたくないとか，受けるのが怖いという理由で，専門職としての成長や発達を促すためのスーパービジョンを敬遠するカウンセラーがいる。また，カウンセリングや心理療法の流派やアプローチには非常にこだわるが，スーパービジョンの理論モデルにはまったく無関心または無頓着なカウンセラーがいる。さらには，スーパービジョンの際に，「このような理解と対応でよかったのかどうか判断していただきたい」とか，「自分で気づいていない問題点があれば指摘してほしい」と要求されて困ったことがあった。

　その一方では，自らが依拠するスーパービジョンの理論やモデルが説明できない無手勝流の指導者，スーパーバイジーの事例報告を聞いて延々と自説や持論を述べる指導者，スーパーバイジーが脅威や恐怖を感じるような権威的な指導者などが，スーパーバイザーになるための訓練を受けていないにもかかわら

ず，指導を行っているようである。

(2)訓練を受けていない指導者によるスーパービジョン

　スーパービジョンをめぐって誤解や混乱が生じている原因の1つは，スーパーバイザーになるための訓練を受けたことがない指導者がスーパービジョンを実施しているということにある。この点について，日本の心理臨床の分野における混乱を例にして触れておきたい。

　平木（2012）は，「多くの心理臨床職の養成訓練をしている大学院では，いまだにアメリカで工夫されてきたようなスーパーヴィジョンの訓練を受けたことがない指導者が，スーパーヴィジョンを実施している。その前提には，スーパーヴィジョンを受けた経験，あるいは臨床実践経験があればスーパーヴィジョンができるといった思い込みがあったと思われる」と指摘し，カウンセリングを受けた経験がカウンセリングの実践につながらないのと同様に，「スーパーヴィジョンを受けた経験は必ずしもスーパーヴァイザーの訓練モデルにはならない」という。しかしながら，「日本の大学のほとんどのスーパーヴァイザーは，やむを得ず自分が受けたスーパーヴィジョン経験を基に自分の創意工夫でスーパーヴィジョンを行ってきた」という実態がある（平木，2012）。

　筆者も，日本産業カウンセリング学会のスーパーバイザー養成訓練に関与し，スーパーバイザーとしての認定を受け，さらにスーパーバイザーのトレーナー（メンター）としての役割を担うまでは，スーパーバイザーになるための訓練を受けた経験は全くなかった。しかしながら，スーパービジョンを受けたいとか，グループ・スーパービジョンの助言者として指導してほしいという要請を受けるようになり，「スーパーバイザーになるためのトレーニングを受けていない私が，スーパービジョンを担当してよいのか？」「私が提供している助言はスーパービジョンと言えるのか？」などと懸念しながら，スーパービジョンのあり方を模索し，試行錯誤せざるを得なかった。

　キャリア支援の分野においては，スーパービジョンをめぐる混乱はさらに深刻である。キャリア支援にかかわる経験や資格があれば，スーパービジョンができるという錯覚によって，スーパーバイザーになるための訓練のみならず，スーパービジョンを受けたこともないという指導者が，スーパービジョンと事

例検討の区別すら不明確なまま，スーパービジョンとはほど遠い「事例指導」
を実施しているという問題が生じている。

（3）スーパービジョンに対する誤解

　また，筆者はスーパーバイザーとしてスーパービジョンを担当することになったり，学会等のセミナー・研修会等のスーパービジョン・セッションに参加した際に，大きな違和感を覚えたり，疑問を感じたりしたことがある。

　たとえば，十数名のメンバーで構成された事例報告の場に助言者として呼ばれ，「これから，○○さんの担当した事例について，グループ・スーパービジョンをお願いしたい」と要求されて戸惑ったことや，事例検討を中心としたセミナーのセッションに「スーパーバイザー」として招かれたものの，事例提供者によるケースの概要についての説明が終わった後に，事例提供者から「このケースをどのように扱えばよかったか，スーパーバイザーとしてのアドバイスやコメントをお願いしたい」と注文されて困惑したことがある。

　また，ある学会のスーパービジョン・セッションに参加したところ，事例提供者の詳細な事例報告が終わるや否や，あらかじめ指名されていた助言者が，自分がこのケースを担当するカウンセラーであればという前提で，「私ならこのように対応する」という話題を延々と続け，そのセッションが時間切れになった場面に遭遇したことがあるが，すでに終結した事例報告に対するコメントをスーパービジョンだと錯覚している指導者がいることにも驚いた。

　あるいは，グループ・スーパービジョンと称する事例検討のセッションで，スーパーバイジーである事例提供者が，複数の参加者からの質問攻めに立ち往生し，見立てや対応の不適切さを厳しく指摘されて意気消沈していく様子が傍目にも見てとれるような，見るに忍びない，聞くに堪えない場面に出会ったこともある。

　心理臨床やキャリア支援の分野において，対人援助の専門家になるための訓練期にこのような事態に遭遇し，「二度と事例提供者にはなりたくない」とか「スーパービジョンを受けるのが怖い」などという不安や恐怖を感じさせてしまう不適切なスーパービジョンがまかり通っているとすれば，スーパービジョン制度はあっても，実際にスーパービジョンを受けた経験の乏しいカウンセラーを

生み出すことになりかねない。最も悲劇的なことは，このような不適切なスーパービジョンのあり方が継承され，スーパービジョンの何たるかすら理解していない指導者が，さらに悪循環を生み出していくということである。

　平木（2012）も，「日本の大学における心理臨床スーパーヴィジョンの現実は，自身の理論モデルにこだわり，理論モデルによるスーパーヴィジョンしかしないことを公言して，基礎訓練をしなかったり，指導法に馴染まない訓練生に対して無関心であったり，脅威を与えたりして，訓練が十分に行き届かない指導者のケースに出会うことが多い。また，コンサルテーションをスーパーヴィジョンと呼んだり，スーパーヴィジョンの中で訓練生の個人的な問題や内面にまで踏み込んだ関わりをしている例もある。不適切で無責任な臨床家育成や治療モデルと訓練モデルの混同などが起こっているのである」と批判的に述べている。

　この問題を解決するために，平木（2012）は，これからの心理臨床スーパーヴィジョンにおいては，「初心の訓練生に適用できる汎用性のあるスーパーヴィジョン・モデルをつくりあげること」が必要であると述べているが，キャリア支援の分野においては，経験の浅い支援者だけではなく，ベテランの経験者にも適用できる「汎用性のあるスーパービジョン・モデル」を構築することが，絶対に必要であると思われる。

　なお，キャリア支援に携わるキャリアコンサルタントやカウンセラーの専門性や資質の向上を図るための方法は，スーパービジョンに限られるわけではなく，事例検討・事例報告，事例研究，ケース会議，コンサルテーションも有効であるが，初期訓練期の指導に欠くことのできないスーパービジョンは，その枠組みや機能が不明確なままであってはならない。

（4）スーパービジョンでないもの

　スーパービションは，権威者からのコメントを期待した事例報告でも，質疑応答や意見交換に終始する事例検討でも，専門家集団による事例研究やケース・カンファレンスでもない。また，スーパーバイジーの援助能力を高めることを意図してはいるが，いわゆるコンサルテーションとも異なる。表 I - 1 は，スーパービジョンと，事例検討，事例会議（ケースカンファレンス），事例研究，

Ⅰ章　スーパービジョンとは何か

表Ⅰ-1　スーパービジョンおよび他の活動の特徴と異同

スーパービジョン （平木，2008）	監督訓練，あるいは監督教育と呼ばれる専門家になるための実践的，具体的，直接的，個別的訓練のこと。その特徴は，専門領域の先輩から後輩に対して行われること，継続的に一定期間，特定の指導者によって続けられること，実践への評価的介入であることである。
スーパービジョン （三川，2010）	専門性を共有しうる関係を基礎にして，スーパーバイジーの専門性と資質の向上をめざして行われる心理的・教育的サポート。共通の専門性や役割をもつ上級者が行う指導・監督。
事例検討	アセスメントや面接等の記録をもとに作成された資料に沿って意見交換し，その事例の見立てや援助方法の有効性を検討する。すでに終結または中断によって終了した事例について行われる事例報告（case report）のほか，専門誌や研究機関の紀要等に公開された事例報告を活用した「事例検討会」が行われることもある。
事例会議 （case conference）	現在進行中の事例や当該クライエントへの効果的な援助をめざして，見立てや援助方法の修正のほか，今後の援助計画の見直しを視野に入れて，そのケースの担当者および関係者が中心になって行われる。当該事例への効果的な援助のあり方，クライエントの保護や利益が優先的に討議される。
事例研究	個別事例の検討から一般性を導き出すことが重視されるが，典型的な事例を検討し，共通するパターンを抽出して仮説を構成した上で，他の事例への適合性を検証していく作業を積み重ねて妥当性を確認し，独自性と有効性のある理論モデルを構成することに主眼がおかれる。
コンサルテーション	異なる専門性や役割をもつ者同士が，対等な関係を基礎にして，情報や提案を提供し合い，コンサルティの問題解決や課題遂行をサポートし，その援助能力を向上させるプロセス。

出典：三川（2014）の記述より

コンサルテーションの異同を簡潔にまとめたものである。

　スーパービジョンでは，スーパーバイザーとスーパーバイジーの関係，スーパーバイジーの期待やニーズ，その経験や力量の発達レベル，取り上げられたケースの内容，スーパービジョンの継続回数などに応じて，具体的な指示や助言が多くなったり，支持的・受容的なかかわりを強調したり，スーパーバイジーの固有の専門性を尊重し，ほぼ対等の関係でコンサルテーションを行うこともある。そして，スーパービジョンは，スーパーバイザーとスーパーバイジーの関係の中で発達する。

　スーパービジョンとは，スーパーバイジーがカウンセラーや心理臨床家としての問題や課題に自分で気づき，それに主体的に取り組み，それを解決してい

くことができるようにするための継続的な援助関係であり，スーパーバイジー
の専門職としてのキャリア発達を促すための指導である。

　したがって，スーパービジョン関係が形成されていないまま，初対面のスー
パーバイザーとスーパーバイジーとが，限られた時間の中で事例検討を行い，
スーパーバイザーが自分の依拠する理論モデルに沿ってスーパーバイジーの見
立てや援助の問題点を一方的に指摘したり，自分が担当者であったとすればど
のように対応するかについて教示しても，スーパーバイジーが自分自身の乗り
越えるべき問題や課題を十分に認識していない限り，そのようなコメントは功
を奏さない。

　実際には，スーパービジョンと称しながら，このような事例検討に終始する
セッションがいかに多いことか。この問題性は，カウンセリングのプロセスに
おいて，クライエントの困難や課題をカウンセラーが指摘し，それを乗り越え
るように指示や解決策を一方的に提示しても，クライエントの成長や発達につ
ながらないどころか，逆効果になる危険性があるということを考え合わせてみ
れば，容易に想像がつくであろう。

（5）スーパービジョンを規定する要因―スーパービジョンにおいて配慮することと

　スーパービジョンを規定する要因は，表Ⅰ‐2のように整理できるが，これ
らの要因はキャリア支援におけるスーパービジョンについて配慮しなければな
らない内容としても注意しておきたい。

　まず，固有の専門性を共有しうるかどうかが重要である。スーパーバイザー
とスーパーバイジーとの間で，依拠するカウンセリングの理論モデルが大幅に
異なり，共通理解を図るための概念が共有されていないと，スーパービジョン
を行うことは難しくなる。

　次に，スーパーバイザーとスーパーバイジーの関係である。表Ⅰ‐2に示さ
れた「タテ・ナナメ・ヨコ」という言葉は，石隈（1999）がコンサルテーショ
ンの基礎にある人間関係について表現した言葉であり，両者の関係性のイメー
ジである。過去に指導したことのあるスーパーバイジーに対しては，タテの関
係の中でスーパービジョンを行うこととなり，その関係性がスーパービジョン

I章　スーパービジョンとは何か

表I-2　スーパービジョンを規定する要因（三川, 2014）

A	固有の専門性　（スーパーバイザーとスーパーバイジーが専門性を共有しうるか）
B	スーパーバイザーとスーパーバイジーの関係　（タテ・ナナメ・ヨコの関係）
C	スーパーバイジーのニーズや期待　（知識・情報の獲得，情緒的・評価的サポート，自己研鑽，資格取得・継続のための必修条件）
D	スーパーバイジーの経験や力量　（基礎形成期／発達期／円熟期）
E	取り上げる事例の展開段階　（開始準備・開始直後・継続中・終結後／事例なし）
F	事例へのアプローチの類似性　（依拠する理論モデル・技法の類似性）
G	スーパーバイザーの機能　（ティーチャー・カウンセラー・コンサルタント）
H	スーパービジョンの発達　（初期・中期・後期）

にも反映される。ナナメの関係のうち，「斜め下から」というのは，すでにカウンセラーとしての長年の経験があり，力量があると思われる人からスーパービジョンを求められた場合，スーパーバイザーは，スーパーバイジーの経験や力量を尊重した上でスーパービジョンを行うことになる。しかしながら，スーパーバイジーに経験があっても，情報を提供したり，指示的に伝えたりするなど，「斜め上から」指導援助することも考えられる。ヨコの関係とは，対等の関係でそれぞれの専門性を意識した上でのスーパービジョンであり，コンサルテーションに近くなる。このような関係性のイメージを手がかりに，スーパーバイザーとスーパーバイジーとの関係を意識し，必要に応じて調整していくのがスーパービジョン関係である。

　また，この関係はスーパービジョンの展開とともに変化する。最初のうちはタテ関係で，スーパーバイザーのほうから指導することが多く，情報や知識を伝達し，教えるという役割を担わなければならないが，時間の経過とともに，スーパーバイジーが経験と力量が備わってくるので，ナナメの関係やヨコの関係を意識したスーパービジョンになる。固定化されたスーパービジョン関係を何年にもわたって継続するのではなく，タテの関係を，ナナメの関係やヨコの関係に変化させることを意識する必要がある。

　さらに，スーパーバイジーのニーズや期待を，スーパーバイザーが適切に把握しているかということも大きな要因である。スーパーバイジーは知識や情報を得ることを目的としていることもあれば，自分の苦戦や苦労，もどかしさ，

やりきれなさ，不安などの感情を受け止めてくれるような情緒的サポートの提供を期待するかもしれない。あるいは，担当しているケースやすでに終結したケースについて，第三者的に見てもっと改善すべき点がないかどうかという評価的サポートを求めてスーパービジョンを求めてくる場合もある。情緒的なサポートと評価的サポートが明確に区別できるわけではないが，スーパービジョンにおいては，受容的・共感的なサポートを要求される場合と，評価的サポートを求められる場合がある。また，資格取得やその継続のための必修や義務としてスーパービジョンを受けることが目的になることもある。このようなスーパーバイジーのニーズや期待を，初期の段階で把握していなければ，スーパーバイジーのニーズや期待に合わないスーパービジョンを提供してしまうことになりかねない。

　さらに，スーパーバイジーの経験や力量がスーパービジョンを規定する。基礎形成期にあって経験が浅く，初めてケースを担当したという場合と，何年もの活動をしてきた発達期・発展期，経験を積み重ねて相当な力量を持っている円熟期など，スーパーバイジーの経験や力量を踏まえたスーパービジョンが提供されねばならない。

　一方，スーパービジョンにおいては，スーパーバイジーの担当事例を活用することが多いが，扱われた事例の時期により，スーパービジョンのあり方が異なってくる。初回の面接，インテークが終わって実際のケースを担当することになった頃，大学院生の実習の一環としてスーパービジョンを実施する場合など，事例の準備段階や開始直後の時期には，見立てもあいまいで，見通しも十分に立っていないことがある。また，現在継続中のケースが事例として扱われる場合には，スーパービジョンがその後の展開に大きく影響することになる。さらに，終結した事例を出す場合には，スーパービジョンの中でどのような配慮をして，スーパーバイジーの成長に結びつけるかなど，事例の準備段階，開始直後，継続中の事例，終結後の事例など，どの時期の事例やセッションを取り上げるかによって，スーパービジョンのあり方は変わってくる。

　このほか，アプローチの類似性も問われる。ある学派の特定のスーパービジョンであれば，その学派のアプローチが明確になっているであろう。しかしながら，キャリアカウンセリングでは，アセスメント・ツールを用いるかどうか

ということでも議論が分かれ，能力，適性，興味・関心を，アセスメント・ツール等を使って具体的な自己理解に結びつけたほうがよいか，あるいは面接によって自己への気づきを深めるほうがよいか，アセスメント・ツールを使うことが有効かどうか，それがクライアントに役立つかどうかなどの判断が，担当者の経験や志向性によって異なることがある。仮にスーパーバイザーがアセスメント・ツールを使って自己理解を図ったほうが効果的だと考えても，スーパーバイジーによって抵抗が示されやすいし，アセスメントに習熟していないスーパーバイジーに対してそのような考え方を強調したりすると混乱を招くことにもなる。依拠する理論や技法と関係づけて，カウンセリングのスタイルに類似性があるかどうかを判断しておかなければならない。

(6)スーパーバイザーに求められる能力

スーパーバイザーに求められる能力については，表Ｉ-3にまとめた。まず，スーパーバイザーに求められる最も重要な能力は，スーパーバイジーに関するアセスメント能力である。スーパーバイジーのこれまでの経験や力量，ニーズや期待などスーパーバイジーに関するさまざまな情報を得てスーパーバイジーを理解しておかなければ，生産的なスーパービジョン関係を形成することは困難である。

また，スーパービジョン関係を発達させ，その関係の発達に基づいた対応がスーパーバイザーには求められるが，スーパービジョン関係の形成期，維持期，終結期で対応は異なってくる。進行中の担当事例を活用したスーパービジョンが終結し，一定の時間が経過した後に，スーパービジョンを再度求められた場合には，スーパービジョン関係の再形成への配慮が必要となる。

さらに，スーパーバイザーにはティーチング，カウンセリング，コンサルテーションという３つの機能をバランスよく機能させることが求められる。そして，セルフ・モニタリングによって，スーパービジョンの中で何が起きているかをふり返る視点が不可欠であり，スーパーバイザーにも自己点検や自己評価の能力が要求される。

なお，日本において最も欠如しているのがスーパービジョン研究である。どのようなスーパービジョン・モデルが有効であり，どのような配慮や工夫をす

表 I - 3　スーパーバイザーに求められる能力の例（三川，2014）

1　スーパーバイジーに関するアセスメント
2　スーパービジョン関係の発達への対応　（形成・維持・終結／再形成）
3　ティーチング・カウンセリング・コンサルテーション　（バランスよく機能させること）
4　セルフ・モニタリング　（スーパーバイザーの自己点検・自己評価）
5　スーパービジョン研究　（スーパービジョンに関する事例研究を中心に）

れば効果的なスーパービジョンになるか，どのようなモデルが活用しやすいかなどの視点から，スーパービジョンについての検証が積み上げられていく必要がある。

（7）キャリア支援のスーパービジョンで取り上げるべきポイント

　1節でも述べられたように，スーパービジョンの課題とは，ホロウェイ（Holloway，1995）の提案した「SASモデル」に示されている5つの課題（①カウンセリング・スキル，②ケースの概念化，③専門職の役割，④情緒的気づき，⑤自己評価）である。このうち，キャリア支援のスーパービジョンにおいてとくに留意しておく必要があるのが「③専門職の役割」であり，クライエントのために外部のリソースを活用する方法や，専門職としての倫理・基準の遵守，機関のルールに沿った専門関係の確立や適切な専門職同士の関係，記録の取り方，専門職にふさわしい自己研鑽やスーパービジョンを受けることなどが含まれる。

　中でも専門職としての倫理・基準の遵守は，キャリア支援のスーパービジョンで取り上げる大きな課題だといえる。具体的には，守秘義務のほか，報告・通告の義務があるにもかかわらず，報告義務を怠ったために問題が生じたり，目的，範囲，守秘義務，そのほか必要な事項についての説明が不十分で共通理解が図られていないために混乱が起きていたりする。また，専門性の範囲の自覚が足りず，守備範囲を超えた不適切な対応がなされたり，クライエントとの関係において，ハラスメントの防止や多重関係を避けるべきところが，ハラスメントまがいのことや，多重関係による混乱が生じていたりすることを踏まえて，倫理を熟知し遵守する態度を形成するためにもスーパービジョンは絶対に

I章　スーパービジョンとは何か

表I-4　キャリア支援担当者に対するスーパービジョンにおいてスーパーバイザーが取り上げる視点

① 個別面談スキル	個別面談を適切に実施するコアスキルとして，メンタルヘルスなどにかかわる心理的な面談とは異なり，キャリア形成に向けての気づきや支援を行う個別面談スキルを学習し獲得していくことが必要であり，スーパービジョン等により，長期にわたりかつ継続的な学習が求められる。
② 倫理	倫理への理解や，これを行動に反映する姿勢の不足により，キャリア支援において直面する課題に必ずしも適切に対応できているとはいえない現状がある。倫理に関する確実な理解と内在化，それを各場面に適切に当てはめて考え，行動できる力を身に付けることが必要であり，スーパービジョン等による継続的な学習が求められる。
③ 法令・制度	雇用・労働，社会保険，教育等の諸分野の法令・制度や，職業訓練・助成金等のキャリア形成支援施策について，常に最新の正確な情報を把握しておく必要がある。
④ ツールの活用方法	自己理解の支援等のためのツールに習熟し，その理論的背景も踏まえて活用することや，キャリアステージや個々人の能力発揮レベルなどを踏まえて，キャリア形成の用途に応じたキャリアシートを作成（ジョブ・カードの編集を含む）する技術も身に付けていくべきである。
⑤ 多職種連携に関する知識	他分野・領域の専門家及び関係者と協力するために，活動する地域においてどのような専門家がいて，どのような協力を得られるのか等についての知識を得ることが必要である。
⑥ 組織への働きかけ手法	企業領域においては，人事など企業の関係部門との連携・協働が必要不可欠であり，組織への働きかけへの取り組みを重視し，その際に求められる倫理を踏まえた上で，面談から得られた課題に係る報告の作成等適正な活動を維持するための知識・技能を身に付けておく必要がある。
⑦ クライエントの特性理解	発達障害・精神障害といった対応困難層，がん患者やLGBT等の支援に当たって配慮を要する層については，支援制度に関する知識を習得するほか，個々のクライエントが抱える課題を正しく理解し，個別の状況に応じた対処を行うことが必要となる。
⑧ 制度上位置づけられた役割の理解	諸制度の適正運営のために一定の役割を担っていることを理解し，その役割を十全に果たすために，必要な知識の習得及び最新の情報の収集に努めなければならない。①社会人のリカレント教育及び学び直しに関する知識，②労働者が自ら職業能力の開発及び向上に関する目標を定めることを容易にするために，業務の遂行に必要な技能及びこれに関する知識，③職業能力開発推進者の業務を適切に行うための職業訓練や企業におけるキャリア支援施策やその運営・調整等に関する知識，④ジョブ・カードを用いた効果的なキャリアコンサルティングを行うための知識・技能，⑤公共職業訓練受講者に対する職業能力の開発及び向上に関する目標の設定に係る相談を適切に行うための公共職業訓練等に関する知識，⑥学生・生徒に対する職業選択についての関心と理解を深めるための相談を適切に行うための労働市場やキャリア教育等に関する知識。

出典：厚生労働省，2019より作成

欠かせない。

このほか，厚生労働省の「キャリアコンサルタントの継続的な学びの促進に関する報告書」（2019年1月10日）では，キャリアコンサルタントが多様な領域で活躍するための方策と，資格取得後に継続的に学んでいくべき事項を体系的に整理している。表Ⅰ-4は，その要点のみを示したものであるが，キャリア支援担当者に対するスーパービジョンにおいて，スーパーバイザーが取り上げる視点として注目に値する。

(8) スーパービジョンの進め方―4つの観点

筆者が日本産業カウンセリング学会におけるスーパーバイザー養成・訓練にかかわり，スーパービジョン実習や，養成講座の修了生を対象にしたスーパービジョンの継続的な指導・評価（スーパービジョンメンターによるスーパービジョンのスーパービジョン）を担当する中で，スーパーバイザーの訓練生に伝えてきた内容は，4つの観点に整理することができた（三川，2015）。これらの観点はキャリア支援のスーパービジョンにも適用できるが，スーパービジョンの進め方については，2つの注意点を指摘しておきたい。

第一は，スーパーバイジーが，自らの面接記録等を基にしてケース全体を事前に振り返り，カウンセラーとしての課題や問題点を点検する作業を十分に行っておくことである。ところが，スーパーバイジーは面接記録を作成するのが精一杯で，自らの問題点や課題を振り返るという段階には至っていないことがある。また，スーパービジョンを受ける目的や動機に，「このような理解と対応でよかったのかどうか，もしお気づきのことがあればご教示いただきたい」などと記述されていた場合などは，スーパービジョンの意味やスーパーバイザーの役割が理解されていないと考えてよいであろう。このような誤解や混乱を防ぐためには，スーパーバイザーは自らの提供するスーパービジョンのモデルを提示し，スーパービジョンの目的や方法のほか，スーパービジョンの基本的な受け方について丁寧に教示しておく必要がある。

第二には，スーパーバイジーが相当な時間と手間をかけて作成した面接記録（要約記録・逐語記録）に振り回されないように留意することである。スーパーバイザーもカウンセリングの専門家である以上，面接記録等を作成した経験

I章　スーパービジョンとは何か

があるはずであり，そのために費やされた時間と手間，注がれた努力や苦労な
ど，スーパーバイジーの思いがよくわかるというのが，かえって"落とし穴"
になる。たとえば，逐語記録では個々のやりとりに目が向きすぎることがある。
また，スーパーバイジーに対して面接記録を逐一読み上げるよう指示するなど，
スーパーバイジーに事例報告を任せてしまったために，クライエント理解は図
られても，スーパーバイジーの課題が見えず，スーパーバイザーの機能が果た
せなくなる場合がある。また，スーパーバイジーの事例報告を受けながら，カ
ウンセリングの傾聴と受容のように応じているとしか見えない場合や，スーパー
バイジーの面接記録をもとにした質疑応答や意見交換に終始することもある。
また，過去に不適切なスーパービジョンを受けた経験が何度もあるというカウ
ンセラーがスーパーバイジーやスーパーバイザーになった場合に，この種の弊
害が強く出るように思われる。

　このような体験を重ねる中で，筆者がスーパーバイザーの養成・訓練の中で
繰り返し強調してきたことは，表I-5に示したように，スーパービジョンの
基本的な進め方そのものであった。

　まずは，スーパーバイザーがスーパービジョンを受けようとするスーパーバ
イジーに対して，スーパービジョンの意味・内容・進め方について教示するこ
とから始める。それを受けてスーパーバイジーから提出される資料の内容をお
互いに確認し合った上で，スーパーバイジーの課題を明確にする作業を行って，
スーパービジョンの目標を設定する。そのスーパーバイジーの課題を面接記録
や逐語記録の具体的な場面を通して検討するが，決してスーパーバイジー任せ
の事例報告や，質疑応答に終始する事例検討に陥らないよう留意する。そのた
めに，スーパーバイザーはスーパーバイジーの課題に応じた介入方法として，
スーパーバイザーの機能を積極的に活用する。そのステップの繰り返しが，「い
ま・ここで」の自らの課題に向き合い，それを乗り越えようとするスーパーバ
イジーを支援するというスーパービジョンのプロセスであり，「スーパーバイ
ジー自身が頼れる内的スーパーバイザーを自己内に育てる」（平木，2012）と
いうスーパービジョンの目的を達成することができるのである。

表Ⅰ-5 「スーパービジョンのスーパービジョン」からみたスーパービジョンの進め方のポイント（三川，2015）

1　スーパーバイジーの課題を明確にすること

・スーパーバイジーの課題を明確に見極めることからスタートすること
・スーパーバイジーに，自分のカウンセラーとしての課題を意識するように働きかけること
・スーパーバイジーの課題（弱点や問題点）を明確にして，スーパーバイジーがその課題を自ら克服するように取り組むことを援助すること
・スーパーバイジーの課題は多くを取り上げず，限られた時間の中で扱えるだけに絞り，ゆっくりと丁寧に進めること
・スーパーバイジーが最初に提示したスーパービジョンの課題や，スーパーバイジーが取り組むべきテーマを明確にして話し合い，そのセッションの目標を設定しておくこと
・スーパーバイジーが自らの課題として表明した発言をしっかりと受け止め，話し合って，今後のスーパービジョンの目標として設定すること

2　スーパービジョンの意味・内容・進め方について教示すること

・自らの提供するスーパービジョンについて，スーパーバイジーに説明できるように準備すること
・スーパーバイジーに対して，スーパービジョンの意味とその内容，スーパービジョンの進め方を事例検討と区別するように教示し，カウンセラーとしての対応を自分自身で検討するように伝えること

3　「事例報告」「事例検討」との混同を避けること

・スーパービジョンは事例検討ではなく，スーパーバイジーの課題を明確にしながら，それらをスーパーバイジー自身が乗り越えられるように援助することであるという認識をもつこと
・クライエント理解を深めようとするあまり，スーパーバイザーとしての立場から離れ，カウンセラーとしての立場に立ってしまわないようにすること
・事例検討やクライエント理解だけに陥らず，クライエントに向き合うカウンセラー（スーパーバイジー）の課題を丁寧に追求すること

4　スーパーバイザーの機能を活用すること

・スーパーバイジーの提示した課題（例：「つい先走りして，自分の意図で進めてしまう」等）を事例の中で具体的に取り上げ，「モデリング」する，「相談」するなどの対応を心がけること
・スーパーバイジーが自らの課題とした「アセスメント能力」「ケースの概念化」「情緒的気づき」のうち，優先的に取り上げるべき課題を決めて，そのテーマを事例における具体的な場面を通して検討するという進め方を試みること

出典：三川（2015）を加筆・修正

II章

カウンセラーの見立ての能力を高めるために

II 章のねらい

本章では，1節で，こころのメカニズムについて述べ，2節で心理アセスメント第3節では心理テストについて解説する。

1節では，まず葛藤の理論，欲求不満の3つの反応様式と欲求不満耐性について説明し，次に防衛機制，コンプレックス論について詳述し，さらに適応，不適応の基本概念と性格の判断を誤らせる条件について述べる。

2節では，まず心理アセスメントの方法とプランニングについて述べ，次に心理テストの目的，利用の方法，心理テストの倫理規範について詳述し，さらにカウンセリングにおける心理テストの効用と限界，心理テストの測定上の問題について述べる。

3節では，心理テストの種類と方法について，まず知能テストと性格テストについて述べ，次に性格テストの方法について詳述し，さらにコラムとして，Y-G 性格検査の活用事例について具体的に述べる。

こころのメカニズム

瀧本孝雄

　本節では，こころのメカニズムについて，まず葛藤の理論の3つの型について例を基に解説し，次に欲求不満の3つの反応様式（攻撃，退行，固着）と欲求不満耐性の意味について述べる。
　次に，防衛機制の理論として逃避，抑圧，投射など11の型について詳述する。さらに，エディプス・コンプレックス，エレクトラ・コンプレックスなど7つのコンプレックスについて説明する。そして最後に適応・不適応の基本概念および性格の判断を誤らせる4つの条件について述べる。

(1) 葛藤の理論

　人のもつ要求は，複数であるのがふつうである。しかし，これらの要求は，互いに競合しあう場合が少なくない。このように，要求同士が対立して，一方の要求を満たすと，他方の要求が達成できないというような状態をレヴィンは「葛藤」（conflict）と呼び，基本的なものとして次の3つの型に区別した。

1) 接近――接近型の葛藤

　2つまたはそれ以上の要求の対象が，ともに正の誘発性をもち，両方ないしはすべてを満足させたいが，同時にそれをかなえることができないような場合である。
　たとえば，次のような場合である。
　①「2つの会社から内定をもらい，どちらの会社を選ぶか」
　②「次の休日にハイキングに行こうか，映画を観に行こうか迷う」
　この型の葛藤は比較的解決が容易で，他の型の葛藤ほど深刻な苦悩に陥ることは少ない。しかし，実際には選択した目標の方が断念した目標よりも満足できなくて，時には動揺したり後悔することもある。

2）回避──回避型の葛藤

　2つまたはそれ以上の要求の対象が，ともに負の誘発性をもち，どれをも避けたいが，それができないという場合である。

　たとえば，次のような場合である。

①「前門の虎，後門の狼」

②「勉強するのもいやだが，しないで親に叱られるのもいやだ」

　この葛藤では，決断するのに長い時間を要し，苦しい状態に陥る。そのため，他の型の葛藤にくらべて神経症的症候が現れやすい。

3）接近──回避型の葛藤

　要求の対象が同時に正と負の誘発性を有する場合で，こわいもの見たさがこれである。

　また負の領域を通過しなければ，正の領域に到達できない場合もこれにあたる。

　たとえば，次のような場合である。

①「虎穴に入らずんば虎子を得ず」

②「フグは食いたし命は惜しい」

　この型の葛藤では，目標に近づくにつれて，正負の誘発性の強さがともに増大するだけでなく，出発点では正の目標の誘発性の方が強いので接近しようとするが，目標に近づくにつれて負の誘発性の方がより急激に増大するので，接近傾向と回避傾向とのバランスのとれた位置で立ち往生する。そのため情緒的に不安定になり，時には適応障害に陥ることもある。

　ところで，葛藤には要求と道徳的要請の間で板ばさみになる場合のように，意識できるレベルのものと，葛藤そのものは意識されず，そこから生じる不安のみが自覚される場合のように，無意識的なレベルのものとがある。無意識的なレベルのものには，神経症の症状や行動の混乱，性格障害などの形をとって現れることが多い。

　葛藤の解決法は決して容易ではなく，欲求の強さが均衡している場合には，どちらをとるか大いに迷ってしまう。時にはサイコロを投げたり，人に選択してもらったりすることもある。しかし，一般には人はその目標に近づいたり，

遠ざかったりする過程の中で決心がつく場合もある。目標に近づくほど，それ
への欲求が強くなるが，目標が正と負の場合には，近づくほど正も負も強くな
り，両価感情的になり，目標が負と負との場合には決心がつきにくい。

　ところで，人が動物より優れている面として，人には長期展望ができるとい
う特性がある。たとえば，将来の大きな買い物とか，仕事のために現在を位置
づけ，その困難を耐えて努力するといったことである。これは「快楽の延期」
といわれている。社会生活では，将来の価値のために欲求の満足を自ら延期す
る努力をするか，欲求のままに手近な満足を求めるかで，その人に対する評価
が分かれる。幼い子どもや非行少年のパーソナリティの一面として，この長期
展望の不足と欲求の直接的満足の強いことが示されている。

（2）欲求不満の反応様式

　欲求が起こると，人はこの欲求を満たして平衡状態にもどるような行動をと
る。しかし，行動ができないだけでなく，行動の結果が思うようになるとは限
らない。このように欲求が満たされないでいる状態を「欲求不満（フラストレ
ーション）」という。

　こうした状況のもとでは，怒り・不安などを含む不快な情緒的緊張が持続し
ており，人は不満足を経験することになる。そして，このような情緒的緊張を
解消するために，人はさまざまな反応を示す。

　その際，非合理的な感情的反応を表して，事態にうまく適応できない人もい
れば，忍耐強く冷静に障害を回避したり，それを克服する努力をしたりして，
合理的に緊張を解消しようとする人もいる。

　欲求の充足が阻止された欲求不満の状況での反応は，一般に次の3つの反応
様式がある。

1）攻撃的反応

　攻撃は対象に害を与えることを目的とする意図的な反応である。攻撃の強さ
はさまざまな要因によって影響される。それには阻止された欲求の強さや種類，
相手の権威や相手に対する尊敬度，妨害の正当性や公正さ，妨害の程度や目標
からの距離，欲求不満の累積量などが含まれる。

攻撃はその場面の状況や年齢，パーソナリティなどの個人的要因によって現れる。

攻撃の具体的形式には，なぐる，けるといった身体的攻撃，悪口を言う，ののしるといった言語的攻撃，告げ口，陰口といった間接的攻撃，八つあたり，弱い者いじめといった転移した攻撃，自責（罪悪感），自殺といった自己への攻撃などがある。

2）退行的反応

退行的反応というのは，現実のある発達段階から，より早期の未熟で未分化な段階に後もどりすることによって不安を解消し，欲求の満足を得ようとすることである。

たとえば，弟や妹の誕生により両親の愛情が奪われたと感じた幼児が再び夜尿をしはじめたり，聞き分けがなくなったりするのは，日常よく見かける退行的反応の一例である。

退行的反応には，神経症や精神病のレベルにいたる病的なものから，一時的，部分的な正常範囲のものがある。

カウンセリングの過程でも，一時的に退行的反応が生じる場合がある。これに対して，意図的に退行的反応を深め，それによって治療への足がかりにする技法もある。

3）固着的（固執的）反応

ある反応が無意味に紋切り型をとって持続することを，固着的反応という。つまり固着的反応では，反応の柔軟性を失って，問題解決には直接なんの役にも立たない定型化した反応を示すようになる。

たとえば，心理的緊張の高まりによって，反復的な爪かみが始まるのは，日常生活における固着反応の例とみることができる。あるいは，山で遭難し，道に迷ってしまったとき，同じ道を何度もぐるぐる回っているというのも固着的反応の1つの例である。

（3）欲求不満耐性（フラストレーション・トレランス）

　人が欲求不満の状態に陥ったとき，攻撃，退行，固着（固執）のような不適応的行動をとらず，その状態に耐え，我慢し，また，待つことができる人がいる。このような欲求不満に耐える力を欲求不満耐性（フラストレーション・トレランス）といっている。これはローゼンツヴァイク（Rosenzweig,S.）の提唱した概念で，欲求不満の状態のとき，それを乗り越える能力を示している。言い換えれば，欲求不満の状況に置かれたとき，それを受容し，それに耐えて，状況を分析し，合理的な解決をめざすことのできる力のことである。

　人は周りから愛され，肯定的な自己イメージを抱いたり，自分の前に立ちふさがる障害を克服する経験をもったり，また困ったときには率直に人に援助を求められる柔軟でオープンな態度を身につけることによって，自分の欲求不満耐性を高めることができる。

　欲求不満耐性には個人差が認められ，発達に伴い耐性が強まり，また学習によってその能力を高めることができる。そこで，欲求不満耐性を育てるには，幼児期より適度な欲求不満体験を与えること，また，共感的，受容的態度で接し，合理的解決のための援助を与えることが必要である。欲求不満耐性が高ければ，適切な対処行動をとることができるが，欲求不満耐性を高めるには，次のような方法が考えられる。

①欲求の満足を断念する。

②欲求の対象を変更する，変更させる。つまり代わりの対象（代償）に欲求の方向を向ける。

③欲求の満足を一時我慢して延期する，あるいは延期させる（待つ態度）。

④肯定的な自己概念，自己イメージをもち，また他者から受容される。

⑤正当な自己主張，つまりアサーティブな態度を身につける。具体的には，欲求不満を適切に言葉で表現できる能力を養う。

⑥柔軟でオープンな態度を身につけ，率直に人の援助を求める。

⑦不安，心配ごとはその原因を早くつきとめ，解決するようにする。

⑧自分自身の性格や態度について客観的に考えてみる（外罰的か内罰的か，プラス志向かマイナス志向かなど）。

　いずれにせよ，欲求不満の状況に陥ったときには，早急に解決を図ろうとせ

ず，冷静な態度で対処していくことが大切である。

(4)防衛機制(ディフェンス・メカニズム)の理論

　欲求不満や葛藤による破局を予感すると，人は不安になり，そのような状況を前もって避け，自己を防衛しようとする反応を表すことがある。それは無意識的な過程であり，フロイトによって防衛機制として明らかにされた。

　我々の日常生活の中には，さまざまな防衛機制が見出されるが，次に具体的にそれらについて述べる。

(a) 逃避

　不安を感じさせる場面から消極的に逃れようとする防衛機制で，これには退避，現実への逃避，空想への逃避，病気への逃避の4つの形態がある。

　退避は，自己の評価の低下が予想される場面を回避することである。これが習慣化すると，多くの現実から自分を隔離する自閉に発展することもある。

　現実への逃避は，適応の困難な事態に直面するのを避けて，それとは直接的に関係のない別の行動（比較的容易な仕事や行動）をはじめ，それに没頭することによって不安を解消しようとするものである。趣味や娯楽に熱中して気をまぎらわすのはその一例である。

　空想への逃避は，現実の困難な状況から自由な空想世界へ逃げて，そこで現実に満たされない自己実現を夢見ることで，それによって代償的満足を得ることである。空想への逃避が極端になったものが白昼夢である。

　病気への逃避は，病気を理由に困難な事態から逃れようとするものである。これは仮病と違って無意識的に生じ，ヒステリー性の身体症状はその典型的な例である。

(b) 抑圧

　破局を招くおそれのある危険な欲求を意識にのぼらせないようにする仕組みで，ほかの防衛機制の基本になっているものである。それは，現在直面している問題を意識面から排除しようとするだけなので，完全な緊張解消とはならず，シコリが残りやすい。抑圧は防衛機制の中で最も重要であり，しかも最も多く，用いられているものである。

　フロイトによれば，性の願望や攻撃的傾向は社会的に禁忌にふれることが多

いために，抑圧されて無意識化し，その存在に本人が気づかない面も多くもつという。

この抑圧を通じて発展する防衛機制には，後に述べる置き換え，摂取，投射，反動形成などがある。

(c) 投射（投影）

自分の方がもっている社会的に望ましくない感情を相手の方がもっていることにして責任を転嫁する防衛機制である。不安を感じたときに，この不安を減少させるために，不安の原因を自分の内部ではなく，自分の外部の人や何かのせいにすることである。

たとえば，「私はあの人が嫌いだ」と思えば，自分の良心に責められるため，「あの人が私を嫌っている」と相手のせいにするというものである。被害妄想は投射の最も進んだ形であるといえる。

(d) 同一視

ある対象の考え方や感情，行動などを無意識的に取り入れ，その対象と同じような傾向を示すようになる心理的過程である。

これは権威のある個人や集団と自分とを同一視して，自己の評価を高めようとする防衛機制である。たとえば，テレビドラマの主人公などの服装や言動を表面的にまねて偉ぶったり，出身校などを自慢したりするのがその例である。

(e) 反動形成

反動形成は，抑圧が十分でなく，自分の欲求にある程度気づいて，それが表面化することで自己の評価が低下することを恐れ，そのため，まったく正反対の態度や行動をとる防衛機制である。

つまり，破壊を建設に，受動を能動に，残酷を優しさに，頑固を従順に置き換えることにより，自我に不安を抱かせるような内容を無意識の中に押し込める機制であるといえる。

たとえば，無関心を装いながら，その背後に強い関心があったり，大げさな同情のかげにあざけりが隠されていたりするという例がこれにあたる。

(f) 合理化（理屈づけ）

何かもっともらしい理屈をつけて，自己を正当化しようとする防衛機制で，「すっぱいブドウ」と「甘いレモン」の話がこの例となる。

「すっぱいブドウ」は，努力しても入手できない目標の価値を低めることによって緊張の解消をはかる自己弁護であり，「甘いレモン」は，自分が所持しているものの価値を過大評価する機制である。「あばたもえくぼ」「出っ歯も愛きょう」もこの例に入る。

(g) 補償

ある分野での劣等感による緊張を解消するために，他の分野で優越感を求める防衛機制である。

たとえば，学業面でのひけ目をスポーツ面や所持品の優秀性などで補おうとする。ドモリを克服して大雄弁家になったギリシャのデモステネスのように，自分の弱点を矯正するために特別の努力をすることを過補償という。

(h) 昇華

抑圧された欲求や衝動が社会的，文化的に承認される価値のある好ましい活動となって発現する防衛機制である。

攻撃的傾向や性的欲求による緊張が，学問や芸術，スポーツなどで代償的に解消されるのがその一例である。

(i) 置き換え

外界のある対象に向けられた無意識的な欲求や衝動を他の対象に向けかえることによって，はじめの対象からの攻撃を防いだり，不安，罪悪感，欲求不満などを解消したりする防衛機制である。すでに述べた昇華も，置き換えの1つである。

異性に対して恐怖感をもっているものが，異性の持ち物に愛着を示す（フェティシズム）のも置き換えの一例である。また，多くの神経症の症状は，抑圧された欲求の目標行動が置き換えられた形で行われる代理行動であるとされている。

(j) 摂取（取り入れ）

摂取は，すでに述べた同一視のもとになる心理的過程で，外界の対象やその対象のもっている特徴を無意識的に自分の中に取り入れる防衛機制である。

周囲からの保護の喪失，拒否，処罰，孤立化されるのを防ぐために，周囲の期待に沿う行動をすることで不安を解消する。このなかで，特定の人の考えや規範をそのまま取り入れるときに同一視といっている。

(k) 否認

心の安定を保つために使われる最も原初的な防衛機制の１つである。これは，個人が知覚しているけれども，それを自分で認めてしまうと不安になるような事柄に対して，それを現実として認知することを無意識のうちに拒否することである。

(5) コンプレックス論

コンプレックスは観念複合体あるいは心的複合体と訳されているが，一般的には，そのままコンプレックスと呼ばれることが多い。日常的には，「彼はコンプレックスが強い」といった表現のように，個人の性格特徴を表現するために用いられ，特別な心理的わだかまり，あるいは心のしこりのことをいう。つまり，一定の感情を核にした無意識の観念の集合体のことを意味している。

日本では一般に，コンプレックスという言葉が「劣等感」に近い意味で使われているが，これは誤りである。

コンプレックスは苦痛，恐怖感，羞恥心など，意識には受け入れ難い感情や観念であるため，自我によって抑圧されて無意識内にとどめられている。またその意識化は嫌悪感，無力感，罪悪感などをともなうために認識するのはかなり難しいことである。

コンプレックスはだれでももっているが，それに気づかない場合が多い。自分のコンプレックスに気づかなければ，衝動的にコンプレックスに動かされないですむからである。

コンプレックスには，①エディプス・コンプレックス，②エレクトラ・コンプレックス，③カイン・コンプレックス，④ダイアナ・コンプレックス，⑤スペクタキュラ・コンプレックス，⑥劣等コンプレックス，⑦退行コンプレックスなどがある。

①のエディプス・コンプレックスは，フロイトのいうエディプス期（４～５歳ごろ）の男の子が，無意識のうちに母親に対して異性として愛着をもち，父親に対しては，排撃すべき同性として敵意をもつようになり，この敵意への罰としての不安をもつようになる。また，このときの罰の不安に関連して，父親から去勢される不安を中心として去勢コンプレックスが形成される。

②のエレクトラ・コンプレックスは，幼児期に女の子が無意識のうちに父親に対して異性としての愛着をもち，母親に対して同性としての敵意をもつことをいう。

③のカイン・コンプレックスはきょうだい間の葛藤を中核としたコンプレックスであり，④のダイアナ・コンプレックスは，女性が男性に負けたくない心理，男性のようになりたい心理のように，自分が女性であることを許容できない女性によく見られるコンプレックスである。

また，⑤のスペクタキュラ・コンプレックスは，女性の体を見たい男性の心理，男性に自分の体を見せたい，見てもらいたいという女性の心理に関するコンプレックスである。

さらに，⑥の劣等コンプレックスは，自分を他人と比較し，自分の弱点，無力を意識したとき，「ひけめ」を感じるコンプレックスであり，⑦の退行コンプレックスは，現実のある発達段階から，より早期の未熟な段階に後もどりすることによって不安を解消し，欲求の満足を得ようとするコンプレックスである。

(6)適応・不適応の基本概念

「適応とは個人の環境に対する関係の仕方が有効であること，あるいは幸福な状態にあること」，また「人が社会や組織の中で適切な対人関係と心理的安定性を保っていること」である。

適応・不適応のアセスメントの基準としては，統計的基準，価値的基準，病理的基準がある。統計的基準は，普通に出現するものを適応，稀にしか現れないものを不適応とする考え方である。価値的基準は，その時代の文化・社会における市民感覚，社会的常識，法律，制度などによる価値基準に照らして適応・不適応が判断される。病理的基準は，それらの症状がなければ正常（適応），あれば異常（不適応）とするものである。

(7)性格の判断を誤らせる条件

他人の性格を理解するのは難しい。他人の性格をできるだけ真実に近い姿で理解することは非常に難しいが，性格を評価したり，判断したりするときに注

意しなければならないことを次にあげる。

（1）光背効果（後光効果・ハロー効果）

　われわれは，ある人のある1つのことについて良い印象とか悪い感じを受けると，そのこととは本来，関係のない特徴まで良く評価したり，悪く見てしまいがちである。このような傾向を心理学では光背効果と呼んでいる。

（2）場面の効果

　性格の評価にあたって，どんな状況の下でその人を観察したいかということを忘れてはならない。それは場面や状況で人の行動は変わることもあるからである。

（3）観察する人による差

　その人の性格を観察した人は，その人とどんな関係にある人かということである。同じ人の性格を同じときに数人の人が観察した場合，その評価や判断が一致することは稀である。

（4）見せかけの性格

　人は見せかけの，仮面としての性格をもっている。幼い子どもは，自分の欲望や感情の赴くままにふるまっているが，多くの大人は本当の自分を出していない場面も少なからずある。

　ただし，問題になってくるのは，カウンセラーがカウンセリングに，どれだけテストの結果を生かし得るかといった能力である。さらに，カウンセリングに生かし得るような豊富な結果をどれだけ心理テストから導き出せるかといったテストの結果に対する解釈の能力である。つまり，カウンセリングの能力がどれだけ身についているかによって，心理テストがカウンセリングに役に立つ程度が異なってくるのである。

　現在，カウンセリングにおいてテストが重視されない傾向にあるのは，このようなカウンセリング能力を備えた人の手によるテストの実施が少ないためではないかと考えられる。それは心理テストに関しての教育やトレーニングが不十分であるという問題もあるが，テストの有効さが一般には過小評価されているという問題もある。

　心理テストというのは，きわめて人間関係的なものである。テストを受けるクライエントとテストを実施するカウンセラーとの関係の中で，テストの意味

もクライエントの反応も，さまざまに異なってくる。つまり，心理テストについては，クライエントとカウンセラーとの間に信頼関係が成立していることが，医学的な検査の場合と同様に重要である。

2 心理アセスメントとは

　心理アセスメント（psychological assessment）とは，「査定」「評価」「判定」「所見」「見立て」「診断」「測定」を意味することばであり，一般には「査定」と訳されている。教育における評価（evaluation），医学における診断（diagnosis）とほぼ同じ意味である。クライエントの心理面，社会面，身体面などにおいて，どのような状態にあるかを把握することである。心理アセスメントの結果に基づいて，カウンセリングの計画を立て実践に移す。

　心理アセスメントの重要性としては，カウンセリングの効果の有無と説明責任（アカウンタビリティ）があげられる。効果の有無とはカウンセリングの前後に行われる心理アセスメントに基づき，カウンセリングの効果がはっきり認められるカウンセリングを行っていこうという考え方である。また，説明責任は心理アセスメントの結果によって，カウンセラーがクライエントにカウンセリングの効果があったことを説明する責任をいう。

　心理アセスメントは心理療法では積極的に行われるが，カウンセリングでは，クライエントにラベルを貼ることとして，心理アセスメントに対して否定的なカウンセラーもいる。

　一般的には，クライエントの治療方針，処遇や援助の方針を立てるために，症状，問題行動，それと関連したパーソナリティや種々の環境要因を心理検査，行動観察，面接を行って明らかにすることである。

　心理アセスメントとは要するにクライエントについて，何らかの判断をする必要がある場合，心理的手続きによって情報を入手し，これを通じてクライエントを理解し，判断していくプロセスである。

(1)心理アセスメントの方法

心理アセスメントの方法には，面接法，観察法，心理テスト法がある。

1）面接法

面接法は人間理解の基本的方法であり，ある意味では他のどの方法よりも重要であるといってもよい。

面接は他の方法では得られないような豊富な資料がとれ，人間を断片的にではなく，全体的に見られるという長所がある。また面接によって，ほとんど無意識的な側面や，本人は気づいていない側面が引き出せたり，被面接者の行動や態度から，面接者が言語化されない内容をある程度推し量ったりすることも可能である。

しかし，面接のみによってなされた評価が客観的で信頼できるものかどうかという問題がある。たとえば，何人かの面接者が特定の人を評価しようとした場合，結果がすべて一致するということは少ない。そこで，面接中はクライエントの態度，表情，言語表現などをよく観察して，クライエントの気持ちを洞察することが大切である。つまりクライエントの立場に立って理解しようとする態度が重要となる。

面接法を用いるには，面接者自身が細心の配慮をし，さらに十分慎重な態度で面接に臨まなければならない。そこで，次に面接者としての被面接者に対する基本的態度について考えてみる。

まず第1に，面接者は被面接者との間にラポール，つまり親和関係，信頼関係をつくらなければならない。そのためには，面接者は，堅苦しい空気を和らげるように，被面接者が興味と親しみを感ずる話題から入る必要がある。

次に面接者は，相手のどのような問題や発言に対しても，つねに受容的態度で接することが望ましい。そのため被面接者に対して批判したり，訓戒を与えたりすることは，避けなければならない。これは面接者が，よき聴き手でなければ，よい面接はできないということである。

さらに，面接中は，相手の態度，表情，言語反応などをよく観察して，相手の気持ちを洞察するようにすることが重要である。

面接法の基本は，面接者が相手の自我や自尊心を尊重し，まさに相手の立場

に立って理解しようとする態度である。それは，同じ人間として，共感的に理解しようとする態度であるともいえる。

2）観察法

　観察法は心理検査や面接では把握できないような面をとらえるため，行動や言語表現などについての情報を記録し，分析する最も基本的な方法であり，外部に表れたクライエントの表情，態度，行動などを観察し，客観的に記録・分析して，アセスメントに必要な情報を得る方法である。この方法では，客観性，信頼性を高めるため，観察すべきクライエントの行動と記録の方法を前もって決めておくようにして，あとで整理がしやすいように工夫する必要がある。

　心理アセスメントとしての観察は，クライエントとカウンセラーが顔を合わせてから別れるまでを通して行う。たとえば，カウンセラーがクライエントを迎えに行ったとき，クライエントはどんな姿勢で座っていて，どんな表情であったかなど，あらゆることが観察の対象となる。

　最初の挨拶の様子から，服装や，髪形，声の調子，椅子の座り方，視線の方向，持ち物をどこに置くかなど，面接場面で今起こっているすべてのことが観察の対象となる。

　観察にあたって注意すべき点は，まず何を重点として観察するかが明確でなければならないということである。漠然と観察していたのでは，何も引き出すことはできない。第2はどんな状況で観察したかをつねに考慮に入れる必要があるということである。人によっては場合や状況によって，表現する態度が異なることがあるからである。第3の注意点は，観察には観察者の主観が入りやすいということである。これは複数の観察者が同じ事象を観察して，その結果を補捉し合うことによって，ある程度訂正することができる。したがって，観察法においては，観察者が被観察者を客観的に捉えることが最も肝要である。そのためには，あらかじめ観察の項目を決め，評価の方式や規準を定めておくとか，観察された事実は価値観なしに記述し，解釈や対処方法は別記するなどの工夫が必要であろう。

　観察というのは一見容易なようであるが，実際にはきわめて難しく，観察者の経験や能力によって結果が左右される。観察にあたっては，人の行動や性格

についての豊富な知識をもっていることが必要となる。

3）心理テスト法

　心理テストは，テスト自体が標準化されており，信頼性や妥当性も検討されているため，決められている厳密な手順を通して実施されれば，観察法や面接法では得ることが難しい客観的なデータを得ることが可能である。また，結果の解釈においても，同年齢集団の中で比較しながら，対象者の位置や特徴を把握し得る。しかしながら，反面，対象者にとっては自己の性格を知られてしまうという恐れを抱かせる可能性があり，心理テストの実施がカウンセラー‐クライエント関係に悪影響を及ぼす可能性がある。それゆえ心理テストの必要性が高い場合を除き，安易に用いることは避けるべきであろう。また心理テストを用いる場合には，行う目的と意図をはっきりとさせ，必要最小限のテストを選択することが重要である。なお一般的には，単一のテストでは測定内容に限界があるため，複数の質の異なるテストが組み合わされて用いられている（テスト・バッテリー法）。

　実施の際には，インフォームド・コンセント（説明と同意）を取り，使用する目的や結果を適切にクライエントに伝える。得られた結果には守秘義務が課せられるので，外部に伝える必要がある場合には，被検者の同意が必要とされる。また，そのテストに十分熟知している者のみが用いることができるということは言うまでもないであろう。

　心理テストには，大きく分けて，知能テスト，性格テスト，職業興味・適性テストがある。

（2）心理アセスメントとプランニング

　プランニングする場合には，クライエントの現在の問題（クライエントが自分の問題をどのように捉えているか），生育歴（現在までの生育歴の中での問題点），家族歴（家族関係），教育歴（学校生活での問題点），職場での生活（満足度，対人関係，職業観），恋愛と結婚生活，現在の生活の様子，自己イメージ（自分の性格，能力，健康に対する認知）などの点を理解し，何をポイントとしてプランニングを決定するかを考慮する必要がある。そのためには，クラ

イエントとの話し合いを十分にしてプランニングすることが重要である。

（3）心理テストの目的─心理テストと人間理解

　人を理解するということは，かなり難しいことである。ある人について自分は十分に理解していると思っていても，実際の相手が自分のイメージとかなり違っていることを発見することがある。

　人間をわかろうとすることは，それほど簡単なことではない。わかろうとすることは好ましくないし，できもしないといった考えが出てくる。人間は神秘的なもので，科学的な方法で割り切ることなどできないのだということになる。確かにこのような考え方をするのも一理ある。

　そこでこのような点から考えると，性格や能力を厳密な意味で測定することには限界があることがわかる。そのために，性格や能力を測定するということは，ある操作的概念の中で，相対的に，ある誤差を含んで測定することができるといった方がよいであろう。

（4）心理テストの利用の方法

　カウンセリング場面で，心理テストを積極的に利用する場合として，次の5つが考えられる。

①面接が行き詰まってしまって，進行が止まってしまったり，あるいは問題の核心が十分につかめなくなってしまったりする場合には，心理テストによってカウンセリングに必要な洞察を得ることができる。

② クライエント自身に問題意識がない場合，あるいはクライエントが自己について語ることに困難を示しているときには，心理テストを実施して，その結果についてクライエントに話すことは，後のカウンセリングの進行に有効な手法となる。

③ クライエントに重大な問題がなくても，心理テストを実施することで，クライエント自身の自己理解，自己啓発の手がかりを得ることができる。

④クライエントがカウンセラーを受け入れることに困難を示したり，あるいは自分がわからないとか，自分に強い劣等感をもっているといった，自分に対して否定的態度をもっていたりするクライエントに心理テストを実施するこ

とで，クライエント自身が，客観的に自己を見つめなおすきっかけをつくる。
⑤進学，就職といった進路相談において実施し，本人の将来の方向性への資料とする。

　以上が心理テストを実際に利用する場合の具体的な例である。

　ところで，神経症的傾向が強く，不登校の中学2年の男子生徒が，初めの2回の面接ではほとんど話さなかったが，3回目に心理テストを実施したところ，次回の面接では，カウンセラーに対して肯定的になり，自発的に質問するなど積極的態度を示すようになった事例もある。

　このように心理テストは，クライエントの身構えを取り除いて問題を引き出し，それを話すという客観的なものを通して，自分自身を理解する手がかりを与えるのである。また，その解釈もカウンセラーが一方的に与えるのではなく，クライエントの積極的参加を通じて，相互に協力して行うことが大切である。

(5) 心理テストと倫理規範

1) 心理テスト使用の際の倫理

　米国心理学会（APA）では，「心理学者の倫理規程」のなかで，心理テスト使用の際の倫理について述べているが，ここでは主な3点をあげる。
　⒜ 心理テストの内容は，専門家以外には公開しないこと
　⒝ 心理テストの結果の解釈は，十分な資格のある人に対してのみ公表し，一般の人には公表してはならないこと
　⒞ 心理テストの出版は，専門家のみを対象とする出版社に限ること

2) 心理検査の購入資格

　米国では米国教育学会（AERA），米国心理学会（APA），全米教育測定協議会（NCME）の3団体が，各心理検査の購入者に対して，実施取扱いの専門性を確認するため，3つの段階（Level A,B,C）を定めている。基本的な知識があればだれでも利用できる検査がLevel Aである。それに対し，Level B及びCの検査は，一定の条件を満たした人が購入・実施できる検査である。

　Level Aは，手引や解説書に従った実施・解釈を前提とし，だれもが購入す

ることのできる心理検査である。

　Level Bは，検査の実施者は，大学などで心理検査及び心理測定に関する科目を履修し卒業したか，もしくはそれと同等な教育・訓練を終えていることが必要とされる心理検査である。

　Level Cは，検査の実施者には，Level Bの基準を満たしており，かつ使用する検査や関連領域について修士号以上の学位を有し専門知識・技能をもっていることが必要とされる。教育訓練を受けたり，心理検査を実施したことのある人が購入できる心理検査である。

　わが国においても，これまでにも心理テストに対する批判は，何度かくり返されている。たとえば，就学前における入学判別の際，科学的に測定された結果を根拠に，子どもを普通学級に入れずに特別支援学級に入れさせて，子どもの親の希望が断ち切られるという多くの事例がある。また精神科医療の場面における患者の自発性を阻害したり，無視したりすることへの問題点の指摘も，テストされる側の立場からの発言である。

　そこで，心理テストを利用するにあたっては，人を理解するということ，あるいは人を治療するということの本質的意味について考えてみることが非常に重要である。

(6) カウンセリングにおける心理テストの効用と限界

　心理テストの多くは，実施方法や刺激として用いられている図形あるいは質問項目，さらに反応として得られるクライエントの結果の評価が，あらかじめ標準化されているので，カウンセラーが客観的に判断することができる。また多くの心理テストは，比較的短時間で実施が可能であり，テストの結果を数量的に比較できる客観性をもっているともいえる。

　心理テストはまた，カウンセラーがクライエントとコミュニケーションをとる1つの方法として利用できる。カウンセリングでは，相談，治療に必要な材料をクライエントから引き出さなければならないが，クライエントがなかなか口を開かず，カウンセリングが思うように進まない場合がある。このような場合，心理テストの実施がきっかけとなって，クライエントの緊張を解きほぐし，カウンセリングに必要な材料を引き出すことができることも少なくない。また，

時には抑圧された過去の記憶を引き出すだけでも，その記憶の再生そのものが治療効果の促進につながる場合がある。このような点からでも，心理テストのカウンセリングに対する有効性を見ることができる。

　次にカウンセリングの過程で心理テストを行い，その後クライエントが自分で自分の心理テストの結果を治療の過程に入れていくこともある。つまり，心理テストを使って自己を理解させることは時に重要であり，これによって，クライエントは自分の傾向を自分で発見し，自分自身を一定の距離をおいて見つめることができるようになり，またカウンセリングに対して適切な態度をもつことができるようになるのである。

　心理テストの効用としては次の点があげられる。

① 心理テストが妥当性・信頼性・客観性が高いものであれば，それぞれの目的に応じた来談者（クライエント）の行動傾向や特性を客観的・科学的に理解できる。

② 心理テストを利用することにより，比較的短時間に，多方面の内容を理解できる。

③ 心理テストを利用することにより，行動観察や面接ではわからないことが理解できる。

④ 各種の投影テスト（ロールシャッハ・テスト，TAT，SCT，PFなど）を利用することによって，無意識世界の深層心理（愛情や敵意，憎しみや欲求，攻撃など）が理解できる。

⑤ 心理テストの種類（TATなど）によっては，テストを実施するだけで，来談者（クライエント）の葛藤を解決させたり，悩みを解消させたりすることもある。

⑥ いくつかの心理テストを利用することによって，クライエントの問題の原因や特徴を査定，理解できると同時に，今後の指導のための指針を得ることができる。

　しかし，心理テストの限界としては次の点があげられる。

① 人間理解のための補助的な道具である。

② テストによっては信頼性に乏しいものがある。

③ 投影法は査定，理解が難しい。

④ 来談者の気分によってテスト結果が左右されやすい。
⑤ 年齢や能力によっては実施できないものがある。

（7）心理テストの測定上の問題
　心理テストの測定上の問題として，ここでは妥当性，信頼性，客観性，実用性の問題について述べる。

1）妥当性
　妥当性とは測定しようとしているものを実際にどの程度正確に測定しているかということである。たとえば，ある性格特性を測定しようとする場合，はたして，そのテストがその特性を測定しているか，その正確さの度合いが高ければ妥当性が高いといい，低ければ妥当性が低いという。
　ところで，性格の測定においては，性格の概念そのものが研究者によってかなり相違が認められ，そのうえ，きわめて不明確であり漠然としているために，その妥当性を決定することは非常に困難である。一般的に妥当性はテストの得点と他の基準の測定値との相関によって妥当性係数を求めるが，多くの場合，ある性格特性を明瞭に示すような満足できる基準はなかなか存在しない。つまり現在のところ，なお心理テストの多くは満足できる妥当性をもっているとはいえないのである。

2）信頼性
　信頼性とはテストによる測定結果の一致性，安定性のことである。つまり同じテストによって同一の個人の測定をくり返した場合に得られる測定値間の一致の程度あるいは正確さである。
　同じ対象をくり返し測定するとき，常に同じ測定値が得られるとはかぎらない。測定値には，真の値と測定誤差を含んでいるので，不正確さはまぬがれない。

3）客観性
　いわゆる客観性の高いテストというのは，その結果の処理，採点の仕方が誰

がやっても，あるいは同じ人が時を異にして採点，評価しても，常に同様の結果が得られるような方法，手続きができているテストのことである。つまり採点者の個人的な態度や感情といった主観的な判断に左右されないように構成され，確定されているということである。一般に質問紙法は客観性が高く，投影法，作業テスト法は低いといわれている。

4）実用性
　実際に使用する上での実用性の問題がある。いくら客観的であり，妥当性や信頼性が高くても，テストの実施手続きが複雑であったり，時間が長くかかったり，あるいは費用が高すぎるのでは実際の利用は難しくなる。

3 心理テストの種類と方法

　本節では，まず知能テストと性格テストの歴史について述べ，次に性格テストの方法として，質問紙法，投影法，作業検査法，職業興味・適性検査法について説明し，具体的なテストをもとに，その特徴について考察する。
　最後のコラムでは，カウンセリングの中で実施した活用事例としてY-G性格検査の結果を解説する。

(1) 知能テストと性格テストの歴史

1）知能テストの歴史
　現在，世界で広く用いられている個別式知能テストの原型は，1905年にフランスのビネー（Binet, A.）とシモン（Simon, T.）によって発表された。
　このテストは困難度の異なる30項目の問題で構成されている。ビネーは1908年にこの尺度を改訂し，「精神年齢」によって知能の発達程度を示す方法を工夫した。
　アメリカでターマン（Terman, L.M.）とメリル（Merrill, M.A.）によってな

された「スタンフォード・ビネー検査」は，大規模な集団について基準をつくり，かつ「知能指数」による表示法を用いたので，著名なものとなった。このテストには120個の問題があり，3歳から成人までの知能の測定が可能である。

その後，1939年にアメリカのウェックスラー（Wechsler, D.）は「ウェックスラー・ベルビュー式知能テスト」を作成した。このテストは，知能をより診断的に測定するために，「言語性検査」と「動作性検査」の2領域に分け，それがさらにいくつかの下位テストに分かれている。

2) 性格テストの歴史

性格テストは，精神医学，臨床心理学の領域において，種々の精神的問題を抱えている者について，その治療を行っていく上での鑑別，診断のための技法として開発されてきた。

性格テストのはじまりは，イギリスのゴールトン（Galton, F.）が19世紀後半に心的特性の評定法として考案した質問紙にあるといわれている。

第一次世界大戦では，アメリカのウッドワース（Woodworth, R.S.）が多数の質問を印刷した用紙を応募兵に与えて，これに対する自己報告を求める性格調査目録を作成した。

その後，この形式のテストが数多く作成され，なかでも1943年にアメリカのミネソタ大学で考案されたMMPIはその代表的なものである。

投影法に関しては，スイスの精神病理学者ロールシャッハ（Rorschach, H.）がいわゆるロールシャッハ・テストを発表し，精神障害者の診断法として高く評価されてきた。

その後，1938年にアメリカのマレー（Murray, H.A.）がTATを発表し，その後，SCTやP-Fスタディなどの投影法が開発されるに至った。

日本では，内田勇三郎が，ドイツの精神医学者クレペリン（Kraepelin, E.）の連続加算にヒントを得て，これを作業検査として構成し，その基礎を完成させ，内田クレペリン精神検査として公にしたのである。

今日では心理テストは教育界のみでなく，人事採用や職場配置など人事管理の面にも活用されている。また，精神病者の診断，精神障害者の治療やカウンセリングのための基礎資料を得るなど，臨床面においても心理テストが活用さ

れている。

　ところで性格テストには，質問紙法，投影法，作業検査法があるが，次にそれらの方法について概説し，その問題点について述べる。

(2)性格テストの方法

1）質問紙法

①質問紙法とは何か

　質問紙法は，チェックリスト法ともいい，被検者にある性格特性を調べるための多くの質問項目を与え，それについて自分自身の内省によって自己評価させ，その結果を統計的に処理し，性格を客観的に測定しようとする方法である。回答の形式は，「はい」「いいえ」「どちらともいえない」の３件法をとるものが一般的には最も多い。

　質問紙法は実施が簡単であり，適用範囲が広く，採点など結果の処理が客観的に行われ，数量化も容易であり，また多人数に同時に実施できる。さらに質問紙法は，行動観察などではとらえることができない個人の内的な経験を知ることができるので，性格テストの中では，現在最もよく使用されている。個人にも集団にも実施でき，採点法も比較的簡単である。

　しかし質問紙法には，いくつかの限界や短所がある。まず，質問紙法は被検者の内省に基づく自己評定であるので，意識的，無意識的に誤りが入ってしまう。たとえば，被検者が，回答の結果を予測して，わざと回答を歪めたり，あるいは無意識的な自己防衛の機能が働いて，結果としてうそをついたりする場合がある。また評定が自分自身にまかされているために，質問の意味が了解できなかったり，意味を読みちがえてしまったりすることもある。さらに，質問項目の内容が場面や状況によって左右されることが多い場合には，一義的に回答することは難しく，回答が，その時々により変化してしまうということもある。

②質問紙法の種類

(a)　Y-G性格検査（矢田部-ギルフォード性格検査）

　Y-Gは，ギルフォード（Guilford, J.P.）とマーチン（Martin, H.G.）が作成

した3種の検査に基づいて，矢田部達郎らが日本人に合うように項目を選択し，作成した性格検査である。

Y-Gは12の尺度について，それぞれ10の質問項目が含まれ，全部で120の質問項目で構成されている。そして12尺度の得点をもとに性格を5つのタイプに分類する。被検者は各質問について「はい」「いいえ」「どちらでもない」の3つのうち，いずれかに回答する。実施は主として集団に対して行われることが多く，採点は被検者自身でも行うことができる。本テストはまた，質問項目が120問あるので，回答するのに多少時間がかかるが，性格を構造的に把握でき，性格の各側面にわたって比較的広範囲の情報が得られる。

⒝ TEG（Tokyo University Egogram）

エゴグラム（Egogram）は，アメリカの精神科医バーン（Berne, E.）が創始した交流分析（TA）理論に基づいて，彼の弟子であるデュセイ（Dusay, J.M.）によって1970年代の初めに考案された。TEGはそれをもとに，東京大学医学部心療内科によって開発された。

これは交流分析でいう5つの自我状態（心）がどのように発揮されているかに気づく方法で，5つの自我状態の活動量をグラフで表し，性格特性と行動パターンをみるものである。

エゴグラムは，批判的な親，養育的な親，成人，自由な子ども，順応した子どもという5つの尺度からなっている。

エゴグラムの発案者であるデュセイは，当初エゴグラムを心理テストとしてではなく主観的，直観的に人を記述することを勧めたが，ハイヤー（Heyer, N.R.）によって，質問紙を使って客観的にエゴグラムを作成する試みが始められた。

⒞ KT性格検査（Kretschmer Type Personality Inventory）

KT性格検査は，ドイツの精神医学者クレッチマー（Kretschmer, E.）の精神医学的性格類型に基づいて作成された，15歳以上の人を対象とした質問紙による性格検査である。KT性格検査のKはKretschmerの頭文字のK，TはType（類型）のTから命名したものである。

クレッチマーは性格類型として，分裂気質，躁うつ気質，粘着気質の3つの類型をあげている。本検査ではこれらの3つの類型に加えてクレッチマーのい

う神経質, パラノイアを加えて, 5つの類型から構成されている。

KTは性格を表す5つの類型尺度とL尺度から成り立っている。5つの性格類型は, それぞれ特徴となるいくつかの特性から成り立っており, 質問項目はそれらの特性を具体化した質問となっている。質問項目数は, 5つの尺度それぞれに対して9問ずつある。またL尺度は全部で5問である。各尺度の質問項目は以下のとおりである。

5つの尺度は, S尺度（自己抑制型）, Z尺度（自己解放型）, E尺度（着実型）, N尺度（繊細型）, P尺度（信念確信型）である。

本検査は人の性格の正常, 異常を判定するものではなく, 被検者が自己理解を深め, 自己を成長させ, さらに対人関係を円滑にすることを目的としている。そのためKTは, 企業, 医療, 看護, 教育, カウンセリングなどの場面で広く利用することができる。

(d) **NEO-PI-R（Revised NEO Personality Inventory）**

NEO-PI-Rは, 1978年にコスタ（Costa, P.T.）とマックレー（McCrae, R.R.）によって開発が始まった。5因子特性理論を基にした質問紙法パーソナリティ検査である。N（神経症傾向）, E（外向性）, O（開放性）, A（調和性）, C（誠実性）の5つの尺度からなる。日本でも標準化され, 1998年に日本版NEO-PI-Rとして公刊された。この検査は, パーソナリティの5尺度が測定される。質問項目はNEO-PI-Rが240項目,「非常にそうだ」から「まったくそうでない」までの5段階で回答する。個人でも集団でも実施は可能で, 通常, 所要時間は30～40分程度。適用年齢は大学生以上。原版は, 主にパーソナリティ研究, カウンセリング, キャリア・カウンセリング, 産業, 教育分野で広く使用されている。とくに, DSM-IVの人格障害への5因子モデルの適用に関する研究や実践例が報告されている。

(e) **MMPI（Minnesota Multiphasic Personality Inventory）**

MMPI（ミネソタ多面式人格目録）は, 1940年にミネソタ大学のハザウェイ（Hathaway, S.R.）とマッキンレイ（Mckinley, J.C.）により, 本来は臨床的な目的のために作成された。妥当性尺度, 臨床尺度, 追加尺度からなる。

この検査は550項目の質問からなり, 性格特性を多種多様な角度から把握できる。尺度の項目は, 基準集団（精神病のカテゴリーに該当する患者）と正常

集団とのあいだに有意な差が見出される項目から構成されている。

　MMPIは，精神病患者と正常者を識別するために開発されたものであるが，次第に正常の範囲にいる性格特性をも診断できることが認められ，広く利用されるようになった。

　回答はいずれも「あてはまる」「あてはまらない」「どちらともいえない」の3件法であり，採点方法も簡単にできるように工夫されている。

　MMPIのテスト得点は，T得点によって評価され，T得点が70以上である場合には，精神病の疑いがあるとしている。また診断は，それぞれの尺度の得点だけでなく，全体の尺度のプロフィールの形によってもなされ，精神病者には特有のプロフィールの型が見出されると考えられている。

　MMPIには妥当性尺度，臨床尺度および追加尺度の3種の尺度がある。必ず用いられる4個の妥当性尺度と10個の臨床尺度を基礎尺度と総称することがある。臨床尺度が主としてパーソナリティ特徴を査定する目的で作られているのに対して，妥当性尺度は被検者の受検態度の偏りを検出する目的をもっている。こうした受検態度情報を得ることができる点がMMPIの1つの特徴である。追加尺度は，その後の研究者たちがそれぞれに開発してきた尺度群があって，その数は，およそ500個に及ぶと見られている。不安尺度として知られているMASも追加尺度の1つである。

Column

Y-G性格検査の活用事例

　Mさんは，職場の人間関係に苦しんで相談に来た。仕事の失敗をきっかけに人に嫌われたような気がしてつらい。もっと気楽に人と付き合いたいのに自分で窮屈にしている。何とかしたいと語った。いろいろ聞いて2回目にY-G性格検査を受けることになった。問題点が見えてきて，今の自分と元気なときの無理はしていないが人間関係が良かったときの状況を思い出した。

　検査の結果を図Ⅱ-1に示した。全体的に見るとE系統値が10で，判定はE型である。E型というのは，いうまでもなく情緒が不安定で，社会的不適応に陥りやすく，内向性の傾向をもっているのが特徴である。

各尺度の標準点をみると，標準点５の尺度（Ｙ-Ｇ性格検査プロフィール図の右
側の特徴が非常に強い傾向）は，Ｄ（抑うつ性大），Ｃ（気分の変化大），Ｉ（劣
等感大），Ｎ（神経質），Ｏ（主観的），Ａｇ（攻撃的）などの６つの尺度である。
　標準点４の尺度（右側の特徴がやや見られる）は，Ｃｏ（非協調的），Ｒ（のん
き）の２つの尺度である。
　標準点３の尺度は，１つもなく，標準点２の尺度（左側の特徴がやや見られる）
は，Ｔ（思考的内向），Ａ（服従的），Ｓ（社会的内向）の３つの尺度である。
　標準点１の尺度（左側の特徴が非常に強い傾向）は，Ｃ（非活動的）である。
　これら各尺度の標準点を基礎として考えると，Ｍさんの性格は，
　「悲観的にものごとを考えやすく，そのため抑うつ的な気分に陥りやすい。また
感情的であるため，気分が変わりやすい傾向が認められる。自信がないので劣等
感をもちやすく，また心配性で，いつまでもくよくよ考えることが多い。時に物
事に対して過敏になりやすく，そのため物事を全体的に見ることができなくなっ
てしまう。
　仕事や勉強などに対しては，あまり活発でなく，むしろやる気が起こらないと
いった傾向が強い。また物事を深く考えてしまって，行動にまで移らないことが
多い。
　対人関係では，人との接触を避ける傾向がみられ，表面的には人の言いなりに
なってしまうことが多い。しかし本来は，人と協調してやっていくことは苦手で
あり，時として我が強いあまりに自己統制がきかず，他人に対して，ひどく攻撃
的になったりすることがある」
　と言うことができるであろう。

　このケースでは，Ｍさんの自己認知と性格検査の結果がかなり一致していたので，
Ｍさんも納得して，また自分の全体像や問題点もはっきり見えてきたと述べている。
　ＭさんのＹ-Ｇ性格検査の結果はＥ型であるが，本来，Ｅ型ではＡｇ（攻撃的）
の得点が低く出ることが一般的である。このようにＡｇの得点が高く出るところに，
ＭさんのＭさんらしい特徴が示されている。
　Ｍさんに性格検査を実施したのは１回だけで，その後は実施していないが，Ｍ
さんが性格検査の結果を知ってからは，Ｍさんに無理のない何か自然な明るい表

情がわずかであるが出てきている。それは，おそらく，Ｍさんが予想していた自分と性格検査の結果とが一致していたという一種の安心感からきているのかもしれない。あるいはまた，以前よりも自分で自分がはっきり見えてきたということによるのかもしれない。このように，自己理解にとって，心理テストを受けるということは，時にはクライエントにとって非常に有益である。

	1	2	3	4	5	
抑うつ性　小					○	抑うつ性　　大
気分の変化　小					○	気分の変化　　大
劣等感　小					○	劣等感　　大
神経質でない					○	神経質
客観的					○	主観的
協調的				○		非協調的
攻撃的でない					○	攻撃的
非活動的	○					活動的
のんきでない				○		のんき
思考的内向		○				思考的外向
服従的		○				支配性　大
社会的内向		○				社会的外向

図Ⅱ-1　　Ｙ-Ｇ性格検査プロフィール

2）投影法
①投影法とは何か

　投影法は心理臨床およびカウンセリングの分野でよく用いられるテスト形式である。この方法は，比較的あいまいで，文化的様式に影響されにくい刺激素材を与えて，できるだけ自由な反応を引き出し，個人の性格を理解しようとする方法である。

　投影法はかなり漠然とした刺激を提示し，それへの反応に現れた（投影された）被検者のパーソナリティ，内的葛藤などを分析的に把握する，あらかじめ用意された答えはなく，自由な答え方ができる。判定をするのにはかなり専門的な知識と技術を必要とする。

　投影法の長所としては，被検者に自分の反応のもつ意味を気づかせないので，

被検者の意識的な自己防衛が問題となることが少なく，本人の本当の姿を語らせることができる。さらに，無意識の局面を含んだ性格をとらえることができ，自由で変化に富む反応が期待できるので，個人の全体力，力動的な性格像を理解できる。

しかし，その反面短所として，まず他のテストと違って判定の基準が十分に確立していないので，客観的採点が困難であり，その解釈には主観的判断が多く必要とされる。また投影法は，一般に理論的根拠が十分に満足できるまで確立しているとは言い難い面を残している。さらに，検査者が十分に訓練されていないと，検査者のテスト場面での態度が，被検者の反応に著しく影響を及ぼす場合がある。そこで，検査者には，テストに関する十分な訓練と経験，それに深い人間理解に基づく洞察力が必要とされる。

②投影法の種類

(a)　SCT（Sentence Completion Test）

文章完成法テストといわれている。短い刺激文が書いてあり，その言葉を見て，頭に浮かんだことを，そのまま続けて書く体裁になっている。刺激文はPartⅠ，PartⅡの各30項目（成人用）である。しかし，これはテストのやりやすさのためであり，テストは全体として構成されている。被検者に「私を不安にするのは…」「もし私の父が…」「私の職場では…」というような未完成の文章を刺激材料として提示し，その文章から被検者が連想したことを自由に記入して文章を完成させ，そこから性格特性を推論する。

パーソナリティは，「社会・生物的基礎」，「性格」，「指向」の３つに分けられ，さらに細かく分けると「社会」「家庭」「身体」「知能」「気質」「力動」「指向」の７つになる。このスキームに従って，パーソナリティを把握すればよい。

このテストはそれが可能なように60の刺激文が配置されている。

(b)　ロールシャッハ・テスト（Rorschach Test）

ロールシャッハ・テストは，スイスのロールシャッハ（Rorschach, H.）によって考案され，現在世界各国で広く利用され，日本でも臨床心理学の分野では利用度が高い。このテストはインクブロット・テストともいわれているが，インクブロットというのはインクのしみを意味する。

ロールシャッハ・テストは，10枚の左右対称のインクのしみの図版を用いる。

このうち，5枚は濃淡であるが黒，2枚は赤と黒，残りの3枚はいろいろな色のインクが使われている。これらのインクのしみは，何か意味をもった図形ではなく，偶然につくられたインクのしみであるので，図形そのものにはまったく意味はない。

このテストの実施方法は，まずこれらの図版を一定の順序で被検者に見せる。そして，それぞれの図版が何に見えるか，どの場所がそう見えたかなど自由に回答させる。図版は，どちらの方向から見てもよいし，1枚の図版にいくつ回答してもよい。その間，検査者は，被検者の回答の内容と回答するまでの時間を記録する。

(c) PFスタディ（Picture-Frustration Study）

PFスタディは，1945年にローゼンツヴァイク（Rosenzweig, S.）によって開発された，9つの反応型に分類してパーソナリティを把握する検査である。日本では1987年に公刊された。

この検査は24の日常で起こる欲求不満の場面を描いた絵を見て，被検者がそれに回答する形で言葉を書き込んでいく。この応答反応から，欲求不満に対する反応の3種類の型と方向との組み合わせによる9つの反応型に分類して，人格の傾向を明らかにするものである。検査は16の「自我阻害場面」と8つの「超自我阻害場面」からなる。使用するには実施法，評点法，整理法および診断解釈法に習熟していなければならない。

本検査の結果から，常識的な適応を示す人か否か，社会性や情緒性の発達の程度，攻撃性の方向やタイプを理解することができる。

困難に直面したり欲求が満たされない場合の行動を測定するもので，24枚の人相不明の漫画より構成され，そのうち16枚は自我阻害場面，すなわち2人の一方が他方に落胆させるような話をしたり，あるいは妨害するようなことをして，その人の自我要求を阻止する場面を表し，他の8枚は超自我阻害場面，すなわち一方が他方の人に社会道徳に反していることを非難している光景を描いている。

(d) TAT（Thematic Apperception Test）

モーガン（Morgan, C.D.）とマレー（Murray, H.A.）によって開発されたある場面・情景を描いた絵に対して作られた空想的な物語の内容から性格の特徴

を明らかにしようとするテストである。

このようにして作られた物語は，まず内容について，①主人公，②主人公の欲求と行動，③主人公の内的状態，④圧力，⑤解決行動の様式，⑥行動の結末が分析され，さらに形式についても分析がなされる。

主人公というのは，その物語の中での中心人物であり，この主人公は被検者が自らを同一視している対象と一般的には考えられる。主人公の欲求と行動は，その中心人物がどのような願望をもっているか，その願望は現実に行動として達成されたのか，あるいは単なる空想レベルでの願望なのかを通して考えられる。主人公の内的状態としては，幸福，葛藤，悲観などが考えられる。

圧力は主人公に対するまわりからの圧力という意味で，主人公にとってプラスとマイナスがある。それに他人からの圧力，自然の力で起こる圧力，不安，心配，恐怖など自己の心の中から起こるものがある。

解決行動の様式は，圧力に対し，主人公がどう対処したかによって，肯定的行動，否定的行動，回避的行動に分けられる。

最後の行動の結末は，主人公の欲求と主人公への圧力のもとに，主人公がその問題をいかに解決したかを示す。そして具体的には物語の結末は，成功，幸福，満足，失敗，不幸，挫折，否定などに分けて考えられる。

3）作業検査法
①作業検査法とは何か

作業検査法は被検者に一定の具体的な作業を与えて，そこでの実際の行動及び作業経過やその結果から性格を測定しようとする方法である。一般にこの方法では作業条件が明確に規定され，テストが実験的な性格をもち，さらに被検者に何を測定しているかというテストの意図がわからないという長所がある。

被検者に，一定の作業課題，たとえば加算など単純な作業を一定時間課し，その作業量の推移に着目してその過程や結果からパーソナリティを測定・診断する方法である。個人だけでなく集団で実施することもできる。現在，日本で作業検査法として実施されている内田クレペリン精神検査について紹介する。

②作業検査法の種類

⒜　内田クレペリン精神検査（Uchida-Kraepelin Psychodiagnostic Test）

　クレペリンが作業心理の実験結果から導き出した「意思緊張」「興奮」「慣れ」「練習効果」「疲労」の５つの因子をもとに，内田勇三郎が独自に開発，研究，発展させた検査である。

　この検査では，仕事の処理能力，積極性，意欲，行動ぶりなど意志的な能力を中心とした性格傾向が測定される。

4）職業興味検査の種類

⒜　VPI職業興味検査（Vocational Preference Inventory）

　アメリカの職業心理学者ホランド（Holland, J.L.）によって開発された職業興味検査である。日本版VPIは，さまざまな基礎研究を重ねたうえで標準化された。

　６種類の興味尺度と５種類の傾向尺度で構成されている。

　VPIは，1953年にホランドによって開発された，被検者の職業への興味からそのパーソナリティを測定する職業興味検査である。日本版VPIは，ホランドのパーソナリティ理論の日本人への適用性研究をはじめ，さまざまな基礎研究を重ねたうえで標準化され，1985年に公刊された。検査は６種類の職業興味尺度（現実的・研究的・社会的・慣習的・企業的・芸術的）と職業行動に関する興味以外の特性を測定する５種類の傾向尺度（自己統制・男性-女性・地位志向・稀有反応・黙従反応）で構成されている。個別でも集団でも実施できる。

　所要時間は10〜15分。採点は５分程度。適用年齢は，主に大学生を中心とした若年層。

　検査は，職業相談などの場で，検査実施者が被検者に対して，個別的に実施することができる。また職業ガイダンス，就職セミナーなどにおいて，検査実施者の全般的な指導，教示のもとで集団的に行うこともできるという特徴がある。

5）職業適性検査の種類

(a)　GATB（General Aptitude Test Battery）

　GATBは，1947年にアメリカ労働省によって開発された一般職業適性検査を原案に，わが国の労働省（当時）が1952年に初版公表以来，ほぼ10年ごとに改定されてきた代表的な職業適性検査である。わが国では「厚生労働省編一般職業適性検査」と呼ばれ，主に中学生・高校生や短大・大学生の進路指導に広く活用されている。検査の内容は，15種の下位検査（11種類の筆記検査，4種類の器具検査）からなり，9種類の適性能力（G-知的能力，V-言語能力，N-数理能力，Q-書記的知覚，S-空間判断力，P-形態知覚，K-運動共応，F-指先の器用さ，M-手腕の器用さ）が測定される。そして，職業に対する興味類型を考慮して設定された13の職業（探索）領域に，40の適性職業群を位置づけている。

III章

産業カウンセリング領域の問題と対応
──スーパービジョンの活用事例を通して

Ⅲ章のねらい

　本章に掲載する 7 つの事例は，カウンセリングの継続中または終結後にスーパービジョンを受けていることに特徴がある。さらにそれぞれの事例報告に対して，著名な先生方にスーパービジョンとしてのコメントをお願いした。身近に「対面で受ける」スーパービジョンと，紙面上の事例に対するコメントとしてのスーパービジョンの両方があるので，学べることが多いと考えている。

　対面でスーパービジョンを受けることによって，クライエント支援がよりよい方向に進むことが多く，カウンセラーとしてレベルアップになる。コメントでは，カウンセラーのあり方，スーパーバイザーの役割・要点等を説いていただいており，スーパーバイザーの力量アップを課題としている方にも示唆が多い。

　なお事例 1 ～ 5 は，クライエントの年齢が若い事例から順に掲載した。

　事例 6，7 は「ストレスチェック」にかかわる事例である。現在，企業がメンタルヘルス対策として取り組むべきトピックであり，産業カウンセリングの重要な課題である。

III章　産業カウンセリング領域の問題と対応—スーパービジョンの活用事例を通して

事例 1

体調不良で会社を休みがちな女性
——カウンセラー若葉マーク時代のスーパービジョン体験

【クライエント】A　女性，20代，会社員，入社2年目，事務職。

　　独身　1人暮らし。

【主訴】体調が良くない。職場でいじめられている。

【来談経緯】人事部依頼。クライエントは，1年前にメンタル不調となり会社から紹介されたクリニックを受診した。しばらく調子が良いようであったが，最近また体調が悪く休みがちなので，カウンセリングをしてほしいとのことで開始した。

【期間】全4回

【カウンセラー】女性。受託カウンセラーとして月に2回勤務。

　　面接時間60分，予約制。

【面接経過】

初回　（X年9月第2週）

　昨年秋ごろから頭痛，吐き気がして，月に1〜2回欠勤するようになった。

　今年8月末に体調不良で5日連続で休んだ。就寝しようと思ってもなかなか寝つけず，平均睡眠時間1〜2時間程度[*1]。会社に申し訳ないと思うが，朝「会社を休みます」と連絡したあと，体の緊張が解けて楽になりそれからよく眠れる[*2]。

　1年前に体調を崩した時に会社から紹介されたクリニックは，あまり行ってないし薬をもらっても飲んでいない[*3]。

　仕事は嫌いではないが，職場の先輩によるいじめが陰湿で仲間はずれにされている。相談しようと課長にメールを出したら，その先輩にそのメールを見せて話していた。もうだれにも相談できない。だれかに話せばきっとその先輩の耳に入るに違いない[*4]。

［CO（カウンセラー）の対応］

　CL（クライエント）の印象は，背が高く華奢で垢抜けた感じ。伏し目がち

で元気がなく，最初は会社に話の内容が漏れないかと警戒し不安げだったが，その心配はないと告げると，涙を流しながら心情を吐露した。話した後，少しすっきりした様子であった。

　初回であるので，まず話を聴くことに終始した。ひととおり話を聴いた後，メンタルクリニックの受診を勧め，受診したらその結果を次回報告すること，投薬の指示には従うように伝えた。

　見立て：本人は，休職せず何とか通勤しながら治療したいと考えている。これには職場の理解を得ることが必須だが，現在，職場の人間関係が良好とはいえない状態なので難しい状況にある。

【スーパービジョン（SV）で検討したこと】
＊１：入眠困難の状況を具体的に把握しておく。COは眠れないということに対してどれくらい想像できるかが大切。たとえば，ベッドに入って眠ろうとしても眠れないのか，その間，何をしているのか，何を考えているのか，職場の嫌なことが頭に侵入してきて眠れなくなるのか，あるいは，パソコン等にしがみついているのか，眠れないことが苦痛であったのか，眠れない状態が継続すると，だれでもメンタル不調になる。
＊２，４：これを参考にすると，うつっぽいが，不安・回避的な傾向もみられる。職場不適応の可能性もある。
＊３：せっかく会社や職場がCLのために尽力をしたのに，医師の指示に従わない（コンプライアンスのない）CLの行動は期待を裏切ったと思われても仕方がない。このことのフィードバックをする必要も，いずれ出てくるのではないか。
☆　クリニック受診時にカウンセリングを受けていることを医師に伝えること。

【バイジーの気づき】
　２回目にCLに会うときの心構えをご指導いただいたが，自分の聴く力の足りなさとCLから聴いたことの中からこんなに考えることがあるのかと驚いた。

第２回（X年10月　初回から１か月後）

インターネットで探した新しいクリニックを受診し薬を出してもらった。そのせいか，今は一晩に2〜3回起きるが，前よりは眠れるし食べられるようになってきた[5]。

会社に休職を申し出るか我慢するか悩んでいる。主治医は，「休んだほうがいいけれど，今のご時世で休むのは難しいよね」と言った。前職では，チームリーダーとしてバリバリ働いたが，今はすぐに休んだり早退したりしてしまう。自分に自信がない。後ろめたい[6]。身なりを構わなくなった。お化粧も面倒くさい[7]。

課長から聞こえよがしに嫌味を言われる。同僚との会話で笑っていたら「休んでばかりいて，仕事ができないくせにへらへらするな」と言われた。課長と（いじめる）先輩は人の悪口ばかり言っている。大嫌い，怖い。自分もきっと悪口を言われていると思うが気にしないようにしている[8]。

投薬：ジェイゾロフト　夕食後1錠服用。

［COの対応］

今回は，前回のSVを踏まえて「睡眠の状態」について丁寧に聴いた。上司に悪口を言われているが「気にしないようにしている」との発言を肯定的な発言として受け流したが，もっと詳しく聴くべきだったかもしれない。

近日中にクリニックに通院予定とのことなので，主治医に今の症状をよく話して，会社を休んだほうがいいのか，もう一度聞いてみることと，1回目のSVでバイザーに指摘されたとおり，カウンセリングを受けていることを伝えるように進言した。

【スーパービジョンで検討したこと】

[5]，[6]，[7]：うつ状態と関連がある。

[6]：「後ろめたい」はだれに対しての「後ろめたさ」なのか確かめてみたかった。うつ状態であれば，自分に対する自責感が出てくるだろう。そうすれば，これもうつの徴候の1つ。職場の人に対する「後ろめたさ」なら，まじめさの表れ。

[8]：「気にしないようにしている」に対しては，肯定的な傾向として，そのまま受け止めて返してよいが，「気にしないようにしていても引っかかっている」

ことを心に留めておく。適応的思考に気づかせることも必要だが，今の段階でできるかどうかの問題は残る。受け止めておく段階かもしれない。

【バイジーの気づき】
　CLの話を聴くばかりでなく，大事なポイントで問いかけるとCLに気づきを促し内省を深められるということが理解できた。

第3回（X年11月　第2回目から3週間後）
　投薬されているジェイゾロフトが1回2錠服用になった。主治医に「効き目が出るのに1〜3か月かかる。薬の効き具合で病気を特定する」と言われた。
　今月は，9日間連続で欠勤してしまった。休んで1〜2日は頭が痛くて朝起きられなかった[*9]。3日，ちょっと楽になった。3日から9日まで彼氏が来て，食事の支度をして面倒見てくれた[*10]。2日と4日に課長からメールが来た。文面から私のことを怒っている，わずらわしいと思っていると感じられた[*11]。10日に出勤した。仕事をどさっと渡された。「帰すものか」という感じが伝わってきた。課長に「話をしよう」と言われたが会議でできなかった[*12]。11日は休んでしまった[*13]。12日は出勤。15日は午後から出勤。16日今日は朝から出勤している（13，14日は土日）。
　主治医は「欠勤したのは，あなたにとって必要な休みだから気にすることはない。休んでも仕方がない。ずる休みでない。病気なのだから。診断書を書いてあげる」と言ってくれた。
　休職するのは怖い。迷っている。休職すると給料が減額されるのか心配だ。何を選ぶかは難しい。普通にやれるようになりたい。なぜ生きているのか，意味がわからなくなってくる。
　診断書診断名「うつ病」
［COの対応］
　クリニックの診断書を持参したので，クリニックに通っていること，現在，体調が悪くて欠勤してしまっていることなどを，CLの同意を得て人事の担当者に報告することとした。

【スーパービジョンで検討したこと】

＊9：極度な緊張あるいはストレスのためかどうかを確かめておく。

＊10：ここで突然彼氏の話になった。どういう関係なのかの聴き取り及び記述が必要。場合によっては，重要な他者になるからである。職場適応のためのクロスオーバーの要素となる。カウンセリングで最も大きな要素となるのは，クライエントのもつ要因と環境の要因。したがって，関係性をよく捉えておくことが必要。

＊11，12：「課長からのメールを見て怒っている。わずらわしいと思っている」「仕事をどさっと渡されて，帰すものかという感じが伝わってきた」と感じて，クライエント自身がそれらのことをどのように受け止めていたのか，というところに焦点を当ててみることが必要ではなかったか。

　「会議で課長と話はできなかった」そのことをクライエントはどのように体験していたのだろうか。課長からのメールに対して課長と話をする機会を自分のほうからも求めるべきではなかったか。それについてはどのように思っているのだろうか。

＊13：「休んでしまった」という言葉には，休まないほうがよかったという思いが伝わってくるので，確かめてみればよかった。

【バイジーの気づき】

　COは「CLが休職するかしないか」に関心が強く，CLの職場の人間関係への認知を捉えることも心情の理解にも及んでいないことを思い知らされた。

第4回（X年12月　第3回から3週間後）

　最近また1時間くらいしか眠れないがそれほどつらくない。朝はつらいが，夕方3時ごろになると元気が出てくる。主治医は「全く眠れないのでなければ睡眠剤は出さない」と言っている。

　××日に部長からメールが来た。内容は「これは，私信です。今の状態では，快復が難しいと思うので休職してしっかり治して復職するべきです。皆，人生大変なことを抱えて頑張っている。あなたも自分自身を変えなければいけない」
＊14

このメールを主治医に見せたら，「休職後の復職基準がはっきりしないと，これでは休職の診断を書けない。医者としては休職を勧めるが，休職させてそのままクビにする会社があるから，クビになるなら考えたほうがいい。3か月休職しても治らない」と言われた。それまで皆に迷惑をかけるから休職しようかと思っていたが，主治医に言われて考え直した。

　人事課か課長のどちらに相談しようかと迷い，課長に聞いたら，「人事はあなたを休職させたがっているから話さないほうがいい。あなたのことをちゃんと心配しているのは私だけ。部長のいうことも私信だから気にしなくていい」と言われたが，課長の本心は違うと思う。

　それから1日も休んでいない（1週間）[15]。夕方，課長が帰ってしまってからのびのびと仕事ができる。職場で仲良くしてくれる人がいる。このまま休まないで頑張りたい。

　服薬　朝：サインバルタ1錠　夜：ジェイゾロフト2錠

〔COの対応〕

　SVで指摘されていた眠れない状況を，今回は具体的に聴いてみた。CLは入眠困難，早朝覚醒で十分な睡眠がとれていない。数日1時間ぐらいしか眠っていないということを，主治医にちゃんと話すこと，このまま通勤しながら治療できるのか，一時の休養が必要なのかを主治医としっかりと相談してくるよう伝えた。

　職場の人間関係について，丁寧に聴いた。職場の上司たちがそれぞれ個人の勝手な思惑で対応していることが，悪影響を与えていると思われるので，彼女への相談窓口をきちんと決めるように人事に相談することとした。

　人事部門に，CLの了解を取って人事担当者がCLの主治医と面会して会社での様子（出退勤等について）と休職制度について話し，今後のことを相談することを提言した。

【スーパービジョンで検討したこと】

＊14：この部長からのメールに対して，クライエント自身がどのように感じたかをまず尋ねてみる。CLの職場の人間関係からみて，出勤しながらでは，かえって増悪の経過も考えられる。職場の人が病状を人間的な欠陥と見ているの

ではないかとさえ思われる。そうした状況で，通勤しながらの回復を期待する
ためには，職場の人が病気という認識を十分にもつ必要がある。その点の職場
改善あるいは支援ができそうなら，通勤しながらの回復も不可能ではないと思
うが，本人の状態，職場の状態，主治医の判断が必要である。

＊15：「1週間1日も休んでいない」ということについて，できたことを支持
的に受け止める。どのように思いながらの達成であったのかも知りたいところ。
・COの対応は適切だった。

【バイジーの気づき】

　今回は，まだまだ不完全だが，今までSVで学んだことを少しずつ活かせる
ようになってきて，少し余裕も出てきたと思う。

☆その後の経過

　CLの了解を得て人事担当者がCLのクリニック受診日に付き添い，CLの勤
怠状況と，会社の休職制度を主治医に説明した結果，CLは，休職することと
なった。そして，3か月後に復職，部署異動となり，しばらくは体調の波があ
ったが，現在は，通常の勤務をしている。

【考察】

　ここに紹介するのは，企業カウンセラーに就任したてのころ，個人スーパー
ビジョンを初めて受けた事例である。

　今，こうしてふり返ると，その当時の私は，カウンセリングで聴き取るべき
ことが満足に聴けておらず，CLに寄り添うことも不完全であった。スーパー
ビジョンでは自分の至らなさに愕然とするばかりで，バイザーの言葉を吟味す
る余裕もなく，学んだことを次回のカウンセリングに活かしていくこともまま
ならない状態だった。しかし，バイザーは，毎回，私の拙い対応に対して，一
言も否定的な意見は述べられず，教育的な温かな包容力で足りない視点をてい
ねいに補ってくださった。自信のなさと不安だらけだった私は，スーパービジ
ョンによって，徐々に柔軟性のある対処と状況を多角的な視野で見ることがで
きるようになっていった。

コメント 1

初めて受けるスーパービジョンを
どのように活用するか

末武康弘

　ここに取り上げられているのは，実践に従事して間もない企業カウンセラーによるカウンセリングの事例報告，ならびに初めて受けた個人スーパービジョン体験の報告と考察です。

　カウンセリングにおけるスーパービジョン（SV）の主な目的としては，次のことがあげられます（産業カウンセラー養成講座テキスト１，改訂第７版第２刷，p.114）。

① クライエント（CL）への支援を中心とした臨床的スキルの検討と向上
② CLの状態や傾向などをより適切に理解するためのアセスメントや見立ての力量の向上
③ カウンセラー（CO）としての専門的なあり方や倫理観などを高める職業的アイデンティティの発達
④ 自分の人間理解のあり方や価値観などを見直すといった自己理解の深化

　ここでは，スーパーバイジーが初めて受けるSVをどのように活用したらよいかという観点から，この報告を検討したいと思います。

　まず，この事例の全体的な構造を要約してみます。今回の報告は，体調不良や職場でいじめられていることを主訴とする20代女性CLとの計４回，約３か月のカウンセリングの事例についてです。担当者は受託COとして月に２回勤務する女性です。また，COは各セッションの間に毎回SVを受けており，おそらく計４回（以上？ 回数が明記されているとなおよかったと思います）のいずれかと言えばていねいなSVが実施されたと考えられます。事例そのものも，CLには状態や気分などに揺れが見られたものの，COや人事担当者による適切な対応もあって，結果的には３か月の休職の後，異動した部署で通常の勤務ができるまでに回復するという，比較的良好な経過をたどっています。ただし，COの１つひとつの判断や動きには未熟さや不十分な点も散見され，その意味では，SVがこの事例の対応のあり方を支える重要な役割を果たしたということができるでしょう。

それでは，SVがこの事例の進展にどのような役割を果たしたのか，上記の4点から具体的に考えてみましょう。

第1に，臨床的スキルの検討という点からいうと，「クリニック受診時にカウンセリングを受けていることを医師に伝えること」（初回面接後）や，「後ろめたい」とか「気にしないようにしている」といったCLの表現への応答のあり方（第2回後），CLの彼氏との関係性や課長に向ける態度を配慮すること（第3回後）など，重要なポイントがスーパーバイザーから示唆されています。こうした点の検討によって，スーパーバイジーには「自分の聴く力の足りなさと…こんなに考えることがあるのかと驚いた」（初回後），「CLの話を聴くばかりでなく，大事なポイントで問いかけるとCLに気づきを促し内省を深められるということが理解できた」（第2回後），「CLの職場の人間関係への認知を捉えることも心情の理解にも及んでいないことを思い知らされた」（第3回後）といったふり返りや熟考が生じています。

第2に，アセスメントや見立ての問題については，スーパーバイザーから，「入眠困難の状況を具体的に把握して…どれくらい想像できるかが大切」「うつっぽいが，不安・回避的な傾向もみられる」「職場不適応の可能性もある」（初回後），「うつ状態と関連」（第2回後），「極度な緊張あるいはストレスのためかを確かめておく」（第3回後），「本人の状態，職場の状態，医師の判断が必要」（第4回後）といった的確な指摘があり，こうした見立てが今回の事例の対応においてかなり大きな支えになったことは間違いないと思われます。こうした指摘を通して，スーパーバイジーにはたとえば，「CLが休職するかしないか」（第3回後）という点にのみ関心を寄せていた見立ての狭さや硬さが気づかれています。

第3のCOとしての職業的アイデンティティの発達という点はどうでしょうか。考察では，「…当時の私は，カウンセリングで聴き取るべきことが満足に聴けておらず，CLに寄り添うことも不完全であった。SVでは自分の至らなさに愕然とするばかりで，バイザーの言葉を吟味する余裕もなく，学んだことを次回のカウンセリングに活かしていくこともままならなかった…自信のなさと不安だらけだった」が，SVを経て，「徐々に柔軟性のある対処と状況を多角的な視野で見ることができるようになっていった」と記述されています。それに寄与

したスーパーバイザーの重要なあり方としては,「毎回,私の拙い対応に対して,一言も否定的な意見は述べられず,教育的な温かな包容力で足りない視点をていねいに補ってくださった」点が大きかったようです。スーパーバイジーとスーパーバイザーの信頼に基づいた協働的な関係が大切であることに,あらためて気づかされます。

　第4の自己理解の深化という点については,今回の記述の中ではそれほど明確な形では表現されていませんが,これまで触れてきた1〜3の気づきや内省とあいまって,スーパーバイジーの中ではケースとSVの体験やそのふり返りを通して,内面的な深化が徐々に生起したことは間違いないでしょう。おそらく,これからのカウンセラーとしての実践の蓄積とSVを受け続ける中でのさまざまな気づきによって,今後より豊かな自己理解が生まれていくことと思われます。

　最後に,表題にも示した,スーパーバイジーが初めて受けるSVをどのように活用したらよいかという点を,今回の事例を通して考えてみたいと思います。

　まず言えるのは,カウンセリング実践においてSVはやはり必須の営みであって,カウンセラーはSVを受けることを先延ばしにしたり躊躇したりするよりも,すぐれたスーパーバイザーを探す努力をいとわずに,オープンな姿勢でSVを受けることが大切であるという点です。この事例では,クライエントが抱える問題は決して軽いレベルのものではなく,いくつかの難しい局面もありましたが,SVがケースの対応に重要な役割を果たしています。COとしての経験が浅ければ浅いほど,また対応が難しいケースであるほどSVの重要性が浮かび上がってくる,と言えるでしょう。

　次に指摘しておきたいのは,初めて受けるSVといってもその中身はケースバイケースでしょうが,今回の事例ではSVの4つの目的のうち主に1と2に焦点が当てられている,という点です。おそらく,経験が浅いCOにとって喫緊の課題となるのは,担当するCLへの具体的な対応や見立てのあり方といったスキル上の問題であることが少なくないでしょう。比喩的な言い方をすれば,実践の中における具体的で有効な「身のこなし方」をどのように学ぶか,ということです。SVを受ける経験を少し長いタイムスパンの中で考えてみると,こうした「身のこなし方」がある程度身についた後で,第3の職業的アイデン

ティティの発達や，第4の自己理解の深化といったことが，多角的かつ重層的に蓄積されていく，といったSVの構造を指摘できるかもしれません。

その点では，スーパーバイジーがSVを受ける際に，その目的やニーズを明確にしておくことはとても重要ですが，とくに初めてSVを受ける際には，職業的アイデンティティや自己理解といった，ある程度の経験や時間を要する課題を中心に据えるよりも，対応や見立てといったスキル面の向上に重きを置いたほうがよいのかもしれません。今回のCOは，この点においても，決して焦ったり欲張ったりせずに，自分に足りないものは何だろうというところを，SVを通して積極的に学んでいたと思われます。

自らの不安や未熟さなどに直面しながらも，真摯な態度でSVを活用したCOに敬意を表したいと思います。

事例 2

上司との連携で自立できた
休み癖のある若手社員

【クライエント】B　男性，20代前半，地方の高専卒，製造業会社に入社2年目，独身，寮生活，一人っ子。

　身長170cmくらい。少しやせ型。優しい口調で話す。油で汚れる職場だが制服の下のシャツはおしゃれ。ノリのかかったシャツを着用。生活面はきちんとしている様子。

　家族：父50代前半　会社員。　母50代前半　専業主婦。地方在住

【来談経緯】総務予約担当者より「入社2年目のBが，体調を崩して風邪などで会社を休むと，風邪はよくなっても出社できなくなるようだ。上司C（男性50代前半）がBの扱いに困っている。Bと職場の了解は得ている。面談をお願いしたい」（したがって，本人の主訴はない）

【カウンセラー】女性，50代半ば

【カウンセラーの働き方】企業内の社員相談室に月8回。面接時間は原則として50分。予約制。勤務して5年。安全衛生担当者や産業医との連携は良い。

　以下，（　　　）は説明や様子，「　　　」はクライエントの発言，〈　　　〉はカウンセラー発言を表す。

【上司Cの面談1回目】（X年Y月）

　（以前にもプライベートのことで相談室を利用したことがあり，「お久しぶりですね」と入室。Bの話が始まる）職場でBをどう扱えばいいのか悩んでいる。Bは好青年でだれからも好かれるタイプ。仕事もできないほうではない。だけど風邪などで体調を崩し，1回休むとそのままズルズルと休んでしまう。病欠だけで，有休を使い果たすというような休み方をする。「普通，風邪くらいなら大したことない，と出社するのが当たり前だと私は思うけど，時代が違うんだろうか。社会人としてあり得ない」

　昨年Bと同期のDがメンタル不調で退職した。親会社から1名出向の依頼が

Ⅲ章　産業カウンセリング領域の問題と対応─スーパービジョンの活用事例を通して

来て，BかDか悩んだが，入社試験の成績が良かったDを出向させた。しかし，Dは，出向先で人間関係がうまくとれなく，しんどくなって結局折れたように退職してしまった。私はDが出向後，別事務所へ異動し，4月にこちらに戻って来てそれを聞いた。もう少し早く周りのだれかが気づいていれば違っていたのではと思う。Bにはその轍を踏みたくない。BはDと同期入社なので，それが尾を引いているのだろうかとも思う。

　それとBの様子は，一般的に言われている鬱とは違うように思う。一度Bの面談をお願いしたい。〈Dさんのこともあり，Bさんのこと心配されているんですね。Bさんのお話を聞いてみます〉

【♯A-1】（X年Y月＋1週間）

　相談室のソファに座る前に「上司から勧められたので来ました。よろしくお願いします」と礼儀正しく挨拶をされ面談開始。「何があったという訳ではないが，風邪などで体調を崩して休むとそのまま出社したくなくなってしまう。前の日には行こうと心で決めているのに，当日になると行けない〈行けないってどんな風になるの〉気持ちは焦るんですけど，布団から起き上がることさえできなくなってしまう。〈それでお布団の中で1日？〉食事もほしくないし，トイレへ行くくらいで後はひたすら寝てます。〈体は寝てても頭の中は？　よく寝て頭はスッキリする？〉いや，あんまりスッキリはしないです。休む前，仕事がめちゃ忙しかったとか，上司に叱られたとかそんなこともなかった。なんでこうなってしまうのか自分でもわからない。上司が心配して寮へ足を運んでくれたり，入社したころに世話になった先輩も電話してきてくれた。実家から心配した両親が出てきてくれた。母親は，『仕事が嫌やったら，辞めたらいい。でも辞めるのはいつでも辞められるし，今辞めたら次の仕事なかなかないよ。よく考えや』と言われた」〈お母さんにそう言われてどう思ったの〉「別に。それもそうやなと思った」「外販の仕事をするのが好き。外へ出ると会社をしょってやらないといけないので責任がある。だけど達成感がある。やりがいもある。でもまだ難しい仕事はそうそうやらせてもらえない。難しい仕事ができるようになるには，構内の仕事ができるようになってから。というのはわかる。でもやる気が出ない。かといって転職してまでという思いはない。やっぱりこ

こでいるしかないのかなと思う」（補足：入社時にメンタルヘルス研修で出会った同期のD君のことを少し聞いてみたが，「彼，辞めましたね。ここが合ってなかったんでしょうね」とごくあっさりとC上司が気にしているような様子もなく，他人事という感じで話した。）

【スーパービジョン1回目】

　カウンセリングをするとき，先に上司から話があるとどうしてもバイアスがかかってしまうが，それはそれとして，自分の感性，自分の目を信じて目の前のクライエントにかかわっていくこと。

　クライエントは，一人っ子の人によくあるが，悪気はなく人のことはあまり気にしないタイプ。また母親からダブルバインドを受けて育っている。逆説で結んでマイナスで受け取る傾向があり，自己肯定感が低い人であることを理解してかかわっていく。

【上司Cの面談2回目】（X年Y月＋2週間）

　「どうでしたか？」〈守秘義務がありますので，その範疇でお話ししますね。まず，Dさんの影響はあまり思わなくてもいいと思います。Bさんは，Cさんが感じておられるように，普通の鬱と同じような，病的な対応を取りすぎるとうまくいかないような気がします〉「周りが気を使って腫れ物に触るような感じになっているんですが，普通でいいですよね」〈普通でいいと思います。研修でもお話をしたと思うのですが，Bさんを育てるつもりで，社会人としてのルールはルールとして教えてあげてください。あまり臆せず，ダメなことはダメと指導してあげてほしいです〉「そういうことも会社で教えていかないといけない時代なんですね」

【♯A-2】（X年Y月＋4週間）

　相変わらず，仕事のやる気は出ない。この日曜日，アイドルグループの○○のファンなので，県外までコンサートに行って来た。楽しかった。握手会に参加できて元気もらってきた。それで出社できるかなと思ったけど，また休んでしまった。なんでやろう。〈仕事は苦手ですか？〉いえ，苦手とか嫌とかでは

ないです。専門的に覚えていくことがたくさんあるけど，それが大変だとかは思わない。インターンシップに来た時に教えてくれた先輩がかっこ良くて。僕もそうなりたい。〈Bさんはかっこいいのがいいんだ〉そうなんですよね。今も僕が休みがちだと耳にしたと電話をかけてきてくれたりするんです。〈心配をしてくれる人がいるんですね〉はい。

【スーパービジョン　2回目】

　カウンセラーが，「Bさんは，かっこいいのがいいんだ」とクライエントの肯定的なところを応答していることで，今まで，「いや」「いえ」とカウンセラーの言葉に応えていたが，初めて「そうなんですよね」とクライエントの素直な言葉を引き出せている。自己肯定感の低いクライエントが変わり始めている。

　今回はこれで良かったが，カウンセラーは「なんでやろう」というクライエントの思いにじっくりと寄り添い深める方法もあった。カウンセラーから話を変えたくなった時，カウンセラーが急いでいたのか，防衛や逆転移など，カウンセラーの中で何が起こっていたのかを考えてほしい。

【♯A-3】（X年Y月＋7週間）

　（「忘れていた」と20分遅れて来室。「次の人の予約もあるので，30分ほどになりますが」と了解を得て面談開始）先日，某ホテルで来春内定者との懇親会があり，出席してほしいと部長から前日にいきなり言われた。内定者からの「仕事で自分が成長したなと思える時は？」の質問に対して「社会人になったら学生時代とは違い嫌な人とも話をせんとあかん。苦手なお客さんがいてもその人と話をしなければいけない時もある。1回話してうまくいかなくても，2回目，3回目と通ううちに相手も人間だからわかってくれて話が進むことがある。そんなことができた時です」と話した。帰り道，部長から「B君のが一番良かった」と褒めてもらえた。〈嬉しかったですか？〉いやぁ，だれにでも言うてるんとちゃいますか？（少し照れた感じで笑いながら話す）〈素直に喜べばいいと思うけど。私はあなたの話を聞いてうれしかったです〉はあ。ありがとうございます。

【スーパービジョン　3回目】
　遅れてきたことにもクライエントには意味があった。短い時間でもカウンセラーに嬉しかったかったことを報告したかったのであろう。母親には認めてもらえなかったことが，上司，カウンセラーなど外の人に認めてもらえていることを言語化でき，クライエントの中に無意識ではあるが自立への力がついてきていると推測できる。

【♯A-4】（X年Y月＋10週間）
　仕事の都合がつかないのでとキャンセル。1週間後の予約。その後，会社で災害が起き，急ぎのクライエントが入り，面談をこちらの都合で1週間延期。

【♯A-5】（X年Y月＋12週間）
（「外販の仕事に出ていて」と大急ぎで汗びっしょりで来室）〈Bさんは確か学生時代マジックの？〉（以前，入社すぐのメンタルヘルス研修で自己紹介の時に話していたことを思い出して，落ち着くまでとカウンセラーのほうから話した）そうです。覚えていてくれたんですね。子どもの時のこと話していいですか？　小中の頃は母親に褒めてもらいたくて，かなり頑張って勉強して成績良かったです。中学の時は生徒会長をやっていました。あがり症なんですけど，演説もやりました。生徒会の人たちみんなで，人を引っ張ったりまとめたりということが面白かった。僕はそういうことが好きなんだと思う。高専の時は文化祭の舞台でマジックショーをやった。その時に監督をやった。〈とても楽しそうにお話しされますね〉楽しかったです。あなたはこれをやって，あなたはあれをやってと段取り考えて指示を出すのが面白かった。〈段取り考えて指示を出してそれをまとめたり。そういうことが面白かったんですね〉達成感があるからなのかなぁ。〈達成感があるとやる気が出る？〉そうかもしれないです。

【上司Cの面談3回目】（X年Y月＋16週間）
　Bは，前のような休み方をせず，欠勤する時はきちんと連絡するようになり，出勤できている。周りの者も当たり前のことを当たり前に指導してきたことで，Bは変わってきた。責任感が出てきたように見える。今度新しいプロジェクト

を立ち上げるので，それをやらせてみようと思っている。

【♯A-6】（X年Y月＋19週間）

　最近休まずに出勤できている。半日だけだったりするけど，外販の仕事を任せてもらえるようになってきた。やっぱり外へ出るのは向いているんやなぁって思う。〈そう，やっていけそうな感じがするの？〉はい，今度新しいプロジェクトが立ち上がるので，その準備を40代のベテランの人とやるようになった。難しくてわからないことばかりだけど，先輩がフォローしてくれるのでやっていけると思う。初めてのことだし不安がなくはないけど，何とかやっていけると思う。〈何とかやっていける。そんな気持ちになってきたの？〉そうなんです。任せてもらえることが嬉しいんかな。そこんとこよくわからないんですけど。

　仕事が忙しくなるので，面接はストップでいいですか？　上司には僕のほうから話します。（本人の申し出があり，今回で終結となる）

【考察】

　社内カウンセリングでは，長期の面接を続けることは難しいことが多い。現場にできるだけ早くもどし，職場適応していけるよう援助することが求められる。

　Bは，その後，目に余るような病欠で有休を使い果たすということもなく，自分の楽しみのために有休を使えるようになった。休み癖も直っていった。

　新しいプロジェクトに参加したことで自信がついたのか，社内報の次のステップの資格取得者氏名欄にBの名前があり，頑張っている様子がうかがい知れた。

　親からダブルバインドの影響を受けて，マイナスの着地点を見つけようとするBの傾向を意識し，できるだけ肯定的なかかわりを心がけた。プロセスを見ると，最初は自己肯定感の低かったクライエントだが，2回目の「Bさんはかっこいいのがいいんだ」というカウンセラーの応答に素直に「そうなんですよね」と応答し，その後少しずつ肯定的な言葉が出る変化につながった。上司との連携もうまくいったと思う。クライエントの健康な部分や得意なことを語ってもらうこと，それに加えてクライエントの素直な性格が功を奏し，現職に適応できるようになった。最初は自らの主訴はなく相談室へ来ていたクライエン

トであったが，最後には自ら終結を申し出て，社会人として精神的な自立へつながったケースであると考察する。

【スーパービジョンを受けて】

　スーパービジョンを受けることで，カウンセラーが独りよがりにならずクライエントを俯瞰的にみることができた。的確に指導をしていただくことにより，クライエントが肯定的にニュートラルに自分のありようをとらえることができるよう，援助することの大切さがわかった。

　2回目のスーパービジョンで，バイザーから「その時にカウンセラーの中に何が起こっていたかを考えるよう」に指摘していただいたことは，その後のカウンセリングで，変にアクセルを踏みすぎたり，ブレーキをかけすぎてしまったりした時，防衛，逆転移していないだろうかと，自分のありようを見直すことを意識できるようになった。

コメント 2　質問力強化が カウンセリングの質を高める

宮城まり子

事例概要：クライエントB　男性20代前半，製造業・現場勤務入社2年目，寮生活

経緯・問題点：体調を崩して風邪などで休むと，風邪は回復しても出社できない。上司Cがどうしたらよいか困っている。上司の勧めの面談。

１．上司Cの面談　スーパービジョン

●面談での大切な要点，カウンセラーとしてヒアリングし押さえるべき点の指導内容

　① 上司からクライエントの普段の職場での，具体的な業務内容，仕事ぶり，態度，他者との人間関係の様子などを聴取する。上司から見たクライエント像を理解する。

　② 上司はこのクライエントにどのように対応しているのか。休みの後で出

社してきたときにクライエントとどのような話し合いを行い，クライエントに対応しているのか。

その休みの様子をきちんと把握し，必要に応じて助言・指導を行ってきたのか。

厳しく注意をしたのか，曖昧に対応してきたのか。また，休みの後，クライエントは上司にどのように休んだことを話し報告をしたのか，などを聴取する。

③ 休みの後，出社してきたときのクライエントの様子，上司との話し合いを行うときのクライエントの反応，そのときの言動，上司との約束などを聴取する。

④ 上司として，同期のDさんの件がBさんに影響を与えているのではないかと懸念する根拠や気になる点なども聴き，気になっている点が具体的にあるのかを確認する。

２．【#A-1】の面談に関するスーパービジョン

●Bさんの第１回カウンセリングの大切な要点──カウンセラーとしてヒアリングし押さえるべき点の指導内容

①風邪で休んだ後に出社できないときの状態（症状）をもっと詳しく聴く。

・「そのまま出社したくなくなるとは？　どのような状態なのか，詳しく聴かせて」

・どのような症状なのか，何が気になるのか，どのようなことを思うのか。

・「布団から起き上がることさえできなくなってしまう」そのときの状態，症状を詳しく聴く。体調面で心配な点はないか「新型うつ」を懸念するような要素はないか。一応確認することが必要。オープン質問を行い詳しく掘り下げる質問を有効に使う。

・身体の状態で少しでも心配なことがあったら産業医（医師，事業内産業保健スタッフ──看護師，保健師）に相談してくださいと伝え，情報提供することが大切。

②現在の仕事・業務の様子をもっと詳しく聴く。具体的な担当業務，役割，責任や仕事の面でつらいこと，大変なこと，苦労することなどを聴く。

また，現在の仕事に関するやりがいなども聴き，クライエントが仕事をどのようにとらえ，感じているのか，人間関係を含め，クライエントの職場での現状を詳しく把握する。

クライエントの職場でのストレス要因となるものは何かを正しく理解することが必要。

会社に行きたくない要因が他にないかを押さえる。

③将来は会社でどのような仕事をしたいのか，どのように自分を活かしていきたいのかなど，クライエントが将来像を今後のキャリアについてどのように考えているのかを見える化する。

④クライエントの状態を心配して上司が寮に来てくれたり，先輩が電話をくれたり，両親がわざわざ見舞いに出てきてくれたことをどのようにクライエント自身はとらえ認知しているのか，などについても聴く。聴くことはクライエントの人間関係の理解につながる。

⑤「やる気が出ない」とはどういうことか，どうしてか，やる気がでない自分をクライエントはどのようにとらえているのか，その原因になっていることは何かを考えさせる。

⑥「ここでやるしかない」とはどのようなことかに関しても，詳しく掘り下げる質問をして気持ちを引き出すことが必要。

3．スーパービジョン1回目に関するコメント

上記2で記載した①～⑥に関する項目について，カウンセラーにスーパーバイズすることが必要。カウンセラーの聴き方が大変表面的で，詳しく掘り下げる質問ができていないと考えられる。カウンセラーとクライエントの逐語録を基に，両者の「やりとり分析」を行いながら，深いクライエント理解をもっと細部にわたって行うことの必要性をスーパーバイズしなければならない。クライエントはカウンセラーから質問を受けることにより，自己の内面を洞察，内省し，心の中を言語化することにより自己に対する深い気づきを得ることが可能になる。カウンセラーのスキルとしてクライエントに気づきを与えるような質問を行いながら，カウンセリングを展開することができるように，スーパーバイザーは指導することが必要である。

Ⅲ章　産業カウンセリング領域の問題と対応―スーパービジョンの活用事例を通して

4．【上司Cの面談２回目】の面談に関するスーパービジョン

①カウンセラーがBさんとの１回目の面談の中から，２.に示した①～⑥のようなBさんに関する情報をもっと掘り下げることができていたら，今回の２回目の上司との面談において，カウンセラーから上司に対し，Bさんの特性，Bさんの今後のキャリアの希望，職場での人間関係などがわかり，上司にもBさんに関する情報提供が詳しくできたであろう。それにより，上司としてのBさんへの接し方，Bさんの指導法などを話し合うことが，もっと可能であっただろうと考えられる。

②Bさんとの面談よりカウンセラーが得た情報を上司との面談の中で上司に伝えることは，Bさんには上司と話し合ってよいかを事前に了解を得ることが必要である。

しかし，了解を得ないで上司に一部の情報を伝える場合には，カウンセラーと上司による集団守秘義務として扱い，両者で情報共有しあい，Bさんにとってメリットとなるような対応を行うようにすることが大切である。

5．【#A-2の面談】に関するスーパービジョン

①仕事をまた休み「やる気がでない」という点に関しては，Bさん自身に自己洞察をさせることが必要。カウンセラーから「仕事は苦手ですか」というクローズ質問をしているが，むしろ「やる気がでないとは？　仕事について何か思っていること，感じていることを，何でもありのまま話してください」と，カウンセラーはオープン質問を行い，クライエントが思っていることをありのまま引き出すほうが，より効果的である。

②アイドルのコンサートに行き元気をもらってきたという話は，クライエントにじっくり話をさせると良いだろう。クライエントにとって自分が好きなこと，関心をもっていること，楽しいことなどを，カウンセラーに聴いてもらうことは嬉しいことであり，気分が高揚する話となる。カウンセリングが大切にしたいテーマである。そのコンサートの話をどのような表情でどのようにクライエントが語るのか，よく観察することにより，クライエントの別の側面を知り，クライエント理解をさらに深めることができるだろう。

③先輩がかっこ良いという話では,「どのようなところがかっこ良かったの」と具体的に詳しく掘り下げて聴くと,クライエントの価値観,嗜好をよく理解することができる。

カウンセラーは,「Bさんはかっこいいのがいいんだ」と返しただけであり,その点はもったいなかったと思う。

そして,その後,クライエント自身はかっこ良い先輩と比べて「自分はどうなりたいのか,どうありたいのか」を詳しく聴き,クライエントの「ありたい自分,なりたい自分の姿」を引き出すことは,大変意味があるだろう。そして,そのような人になるためには,どうしたらよいのか,努力すること,今から心がけておく必要があることや準備することなどを話し合うとよいだろう。

④また,その先輩が休みがちなクライエントに電話をかけてくれることを,このクライエントがどのようにとらえているのか,どのように思うのか,そのとき電話でどのように話したのか,などをカウンセラーは詳しく掘り下げて聴きクライエント理解を深めることが大切である。

6. スーパービジョン2回目に関するコメント

①クライエントが「いや」「いえ」と答えていたのは,カウンセラーがもっぱらクローズ質問をしているからであり,その点にこのカウンセラーは気づいていない。スーパーバイザーはその点を厳しく指摘することが大切である。

自己肯定感が低いクライエントが変わり始めているとあるが,具体的な根拠はないので,これは言いすぎであり,勝手な決めつけに思える。根拠は何かを聴いてみるとよいだろう。

②クローズ質問ばかりを発するのではなく,もっと,クライエントの言葉に対してオープン質問を投げかけ「その点,詳しく聴かせて」「その点,具体的にもっと話して」など,詳しく掘り下げる質問を上手に行うようにと,カウンセラーにスーパーバイズすることが欠かせない。

このカウンセラーは詳しく掘り下げる質問を効果的に用いることができていないので,そのため,クライエント理解も浅くなる,結果,クライエン

トへの気づきを与えることもできていない。

7．【#A-3の面談】に関するスーパービジョン

①内定者懇談会での話は「クライエントの自己肯定感を育てる」ことができるよいテーマとなる。そのため，詳しく具体的に掘り下げてじっくり聴くことが必要である。人前で話してどうだったか，準備はどのようにしたのか，「成長したと思えるときは？」の質問などについてクライエントの話の内容をもっと具体的に詳しく掘り下げて聴き，その内容についてクライエントを「褒める，認める，承認する」ことができただろう。これにより，クライエントは自分の良い点に気づき，自信をもつきっかけになり，自己概念を肯定的に変換するサポートを行うことができるだろう。「嬉しかったですか」とカウンセラーは先回りして言っているが，こうしたときにはカウンセラーは，「あなたはどのように感じましたか？」とクライエントに自分の気持ちを自ら語らせ，話をさせ，自分に気づかせるようにしなければならない。こうした質問のスキルが未熟な点が，このカウンセラーの改善点である。

8．【3回目のスーパービジョン】に関するコメント

3回目は，とても嬉しい，良い内容の話であり，クライエントの自己肯定感，自信を育てる大切なカウンセリングである。カウンセラーにその意味を認識させ，どのように話を詳しく掘り下げ，気づきをクライエントに与えるか，質問の仕方をスーパーバイズすることが必要である。

そのためには，上記7の部分をスーパーバイザーとして細かく指導し，カウンセラーに自己の質問がクローズになりがちであることに気づかせる。詳しく掘り下げる質問ができていないために，クライエントの話をもっと拡げ，深く掘り下げることに失敗していることを，気づかせるような指導を行うことが欠かせない。

9．【#A-4，#A-5の面談】に関するスーパービジョン

クライエントが自己開示をし，かつてリーダーシップをとり，人をまとめ

た経験，生徒会長をした経験，マジックショーの監督をした経験などを，カウンセラーにオープンに話したことは，クライエントが信頼できるカウンセラーに対しオープンに自己開示をし，「承認欲求」を求めていたからであろうと考えられる。こうしたクライエントの心理的な欲求を充足するためにも，カウンセラーは，表情を明るく関心をもって深く傾聴し，1つひとつを称賛し，褒め，認めることが大切である。こうした場合にはとくに表面的に浅く聴かず，そのときの嬉しかったこと，やりがいがあったこと，楽しかったこと，苦労したことなどを聴くことにより，クライエントの自信を強化し，自己肯定感を強化する働きかけを行うことが欠かせない。話すことを通してクライエントの自己理解を促し自己効力感を育てることにつながるいい機会であるといえる。

10.【上司Cの3回目の面談】に関するスーパービジョン

　　上司から見て，このクライエントがどのように変化してきたか，職場での様子をもっと具体的に詳しく聴くこと。上司としてのかかわり方や，対応の変化なども整理するとよいだろう。

　　責任感が出てきたように見える点も具体的なエビデンスを聴くこと。こうしたクライエントの変化に対し，上司としてどのようにとらえ，どのように感じているのか，上司の気持ちや感情も整理するとよいだろう。内定者の前で話す機会が，クライエントに自信をつけたこと，それがきっかけになったのではないか，というカウンセラーの洞察を上司に話し，今後も自信がつくようなチャンスを積極的に与えることを，上司にアドバイスすると良いだろう。新しいプロジェクトを担当させる場合には，事前に上司とよく話し合い，ある程度見通しをもたせ失敗しないような配慮をした上で，実行する指導を上司が行うことが必要である。

11.【#A-6の面談】に関するスーパービジョン

①休まずに出勤できていることを認める，努力を承認する。クライエントが何をどのように努力して，休まずに出勤できているのか，具体的に聴く。努力している点を上手に褒め，承認する。

②外販の仕事を任せてもらえることを，クライエントがどのようにとらえているか，感じているかを引き出し，クライエント自身に語らせ，自分が感じていることの自己理解を促す。

「外へ出ることは向いている」とクライエントが話しているが，「向いているとはどのような点で向いていると感じているのか」を詳しく掘り下げて聴き，クライエントにどのような仕事に適性があるのか，クライエントにとってやりがいとは何かに気づかせることが可能である。今後のキャリアの形成に関して，このようなテーマから次第に話を拡げることも可能である。

③カウンセリングの終結に当たっては，本人に「カウンセリングを受けてどうでしたか」と感想を聴くこと。「また，自分のことをいろいろ話してくれてありがとう。何か改めて気づいたことはありますか」と最後に聴き，クライエントに自分についてまとめさせると良い。

【スーパービジョンに対するコメントのまとめ】

・逐語録がなく，カウンセラーとクライエントのやりとり分析内容が詳しくわからなかったため，記載されている部分でしか判断ができなかったが，全体に聴き方が浅いと感じる。それはカウンセラーの質問の仕方に課題があることが明確である。

・クライエントに深い気づきを与えるためにも，どのような質問をクライエントに投げかけるかが大切である。カウンセラーはクライエントに質問して語らせることが必要な部分であっても，先回りしてカウンセラーが言ってしまう傾向があるので要注意である。

・質問の中でも「拡げる質問」（他には？），「詳しく掘り下げる質問」（たとえば，もっと詳しく，具体的に……など）が効果的に使えるようになると，カウンセリングの質が向上する。

・また，やや決めつける点があることが気になった。「親からダブルバインドの影響を受けて，マイナスの着地点を見つけようとする傾向……」などである。親の1つの発言だけで，親がこうした傾向があると一気に決めつけるのは早すぎると思う。

・クライエントの肯定的な話のテーマが出てきたら，こうしたときこそもっと話を拡げて詳しく掘り下げて聴き，クライエントに語らせる部分を多くする努力が必要である。

・何かがあったときには「それをどのようにとらえたか」という，クライエントのとらえ方，それに対するクライエントの考え方を引き出し，自己の認知に対する気づきを強化するとよい。認知によって感情は規定されるため，感情理解にも役立つだろう。

Ⅲ章　産業カウンセリング領域の問題と対応―スーパービジョンの活用事例を通して

事例 3　落ち込みをくり返すEさん

【クライエント】E　女性，30代半ば，会社員，大卒，アパートに１人暮らし
【主訴】体が重く頭がボーとして集中できない。
【来談経緯】職場上司から相談室を勧められ来室。
【期間】平成X年10月〜翌々年10月　全26回
【カウンセラー】企業と契約する相談室に勤務　面接時間１回50分　予約制

【カウンセリングの経過】
＃１．（X年10〜12月）第１〜３回
　２年前に係長として責任のある仕事を任された。非常に忙しい毎日を過ごしているうち，疲れがとれなくなった。１年前からめまい，吐き気，身体のだるさが出てきた。とくに午前中無気力で心と体が重くて起き上がれない。夜は良く眠れないことが続いたので内科を受診したら心療内科を紹介された。薬を処方され服用すると調子が良くなってきたので，薬を止めてしまった。ここ２〜３か月あまり眠れていない。食事も夕飯１食しか食べない。食べる気がしない。職場ではあまり仕事がはかどらず焦ってしまう。本来は積極的に仕事をやっていたのにいまでは体が動いてくれない。
［対応］
　定期的に受診すること，処方された薬（抗うつ剤，睡眠薬）は決められた通り毎日服用することを約束した。その結果，何か不具合があったら主治医に相談する。すこし調子が良くなっても薬を勝手に止めないで定期的に受診し，処方された薬を服用することの大切さを伝えた。体調のことでは自分の中でどんなことが起こっているのかふり返り，病気の理解を図った。また職場では常に強気でやっていかなければならなかった気持ちをしっかり受け止めた。
［所見，見立て］
　中肉中背，真面目な感じ，ややブラウスのしわが目立つ。クライエントは病状についての知識，対処の方法が不足している。体に症状が現れるまでメンタ

101

ル不調を実感できず，症状が現れても休むという選択肢をもっていなかった。
加えて責任感の強さから役割を遂行していこうとするあまり自分自身の自然な
感覚を大切にできなくなっている。また，女性が社会で活躍するためには強気
でやっていかなければ前に進めないという信念をもっている。これらの点に関
して本人自身の理解が進むようなかかわりをしていきたい。

＃2．（X＋1年1〜6月）第4〜9回
　朝がどうしてもだるくて午後からの出勤になる。休み明けの月曜日はとくに
体が動かない。上司との面談では，「Eさんが調子悪いのだったらきちんと長
期的に休ませてあげたい。いつもは真面目によくできているので，それだけに
今の状態が心配である」という上司の気持ちが改めてEさんにも伝わった。と
はいえ，Eさんは昼休みをほとんど自分の机で何かしら仕事をして過ごしてい
るのが日常となっている。その後の受診で主治医から休職を勧められた。それ
でもどうしても会社を休みたくないとEさんは主治医に話した。その結果，抗
うつ剤を増量し，週1回の受診は必ず守るということで休職しないで様子を見
ることになった。それから1か月後，今後の受診は月1回で良いことになった。
主治医からの注意点は無理しないこと。残業はしないようにと言われている。
まずは規則正しい生活に近づけるようにすると話す。
［対応］
　体調悪化に伴い予約した日を待たずに病院を受診することを勧めた。本人の
了解を得て職場の上司と一緒に面談し今の状態を伝え，改めて働き方も確認し
た。「無理しないこと」「規則正しい生活」についてそのなかからまずできるこ
とから始める。行動記録表の記入とお昼休みは自分の机から離れることを約束。
［所見，見立て］
　メンタル不調についての周囲の理解はあるが，Eさんは調子が悪くても周り
に気を使い，自分の体調の悪いことで上司や後輩に対して仕事で迷惑をかけた
くないという気持ちが働いているように感じた。現実のEさんは悲鳴をあげて
いることを実感してもらい，自分自身を大切にする気持ちを育てたい。

III章　産業カウンセリング領域の問題と対応―スーパービジョンの活用事例を通して

＃３（X＋１年７～９月）第10～12回

体調が良い時，悪い時と波がある。良い時はおなかが少し空いてくるように
なった。薬はいつまで飲まなければならないのだろうと疑問に思う。ある時，
部屋の模様替えがしたくなりベッドカバーとカーテンを新しくした。それだけ
で，なにか新鮮な気持ちになった。心なしか落ち込みも改善しているように思
える。調子が悪い時は全身に力が入らない。ボーっとする感じで頭が働かない。
仕事のことで後輩にも迷惑をかけていることが気になる。Eさんは長女で子ど
もの時はいつも下の２人の面倒を見てきた優しい姉だった。大人になってから
もとくに後輩など自分より下の人に対して，「自分が助けてあげなければなら
ない」という気持ちになってしまうようだと話す。

［対応］

処方された薬をきちんと服用することを伝える。すこしでも体調が良いと感
じると服用の大切さを忘れてしまいそうなので注意した。体調が良ければスト
レッチを取り入れ，心身ともにリラックスできる方法が今は適切と考える。簡
単にできるストレッチを一緒に行った。また，カーテンを新しく取り替えたこ
とに対して支持した。

［所見，見立て］

今，後輩に対して何もできない自分をみて，むしろ後輩に迷惑をかけている
という現実的でない考えになってしまっていることについて取り上げたい。

また，なにげないカーテンの取り替えについてはEさんにとっての行動変容
の兆しが感じられた。

＃４（X＋１年10月～X＋２年６月）第13～19回

比較的すっきりした装いで来室。調子が良いとのこと。「後輩や困っている
人をみると放っておけない，自分が助けてあげなければ」ということについて
話す。これが重なると自分がつらくなるのかもしれない。どんな時でも手助け
することが，他人にとっても，自分にとっても，良いことなのか疑問である。
行動記録表のレイアウトを自ら工夫して持参（体調の悪い状態と行動をわかり
やすく書く欄を設けている）。これを見て体調に波があること，本調子ではな
いことをEさんは実感した。また基本的な生活習慣をととのえることが必要だ

103

とわかったと話す。

［対応］

　次回の受診の際に勤務状況や体調の悪さを記録したもの（行動記録表）をもっていき，今の働き方でよいのかを主治医に相談するようお願いした。再びうつの症状，回復過程をより丁寧に説明。Eさんと会社を休むことについて話し合った。行動記録表から読み取れる自分の生活習慣とその見直し。体調の悪さはどのようにして発生するのか記録表から予測を立てるよう促した。また良い眠りを誘うよう習慣的に自律訓練法を勧め，方法を指導した。

［所見，見立て］

　クライエントは休むことに強い抵抗をもっている。「休んで何もしていない自分が我慢ならない」ようだ。自分自身の問題としてうつに対する理解がまだ少ないが，行動記録表を記入することで自分の行動，気持ち，ストレス，勤務時間，休みなどを自ら積極的にふり返えられるようになった。これを丁寧に支持していきたい。

＃5　（X＋2年7〜12月）第20〜23回

　体が動けなくなってしまったことで休職に入ることになった。3か月間の休職という診断書が出たのでそれに従った。その間実家で静かにのんびり過ごした。復職は段階的にゆっくり時間をかけ9 :00〜5 :00に戻していった。復職と共にカウンセリングも再開した。ある時，Eさんは「人と話をしていると自分が意識しないうちに，つい自分のペースが上がって最後は疲れてしまっていることに気がついた」という。仕事にしても人との付き合いにしても最大限の力が発揮できるようにアクセルを踏んでペースを上げることが常だった。また，「周りが気になり自分のことよりも周りにいる人のほうに優先順位を上げて行動してきた」と気がついた。これからは「自分第1に考えます」。だからまずは自分のペースを意識して抑えることにした。

［対応］

　具体的な数値を提示し，意識的にペースダウンしてゆっくりした生活が送れるように話し合った。お昼休みは「ひと休みしよう」と実際に自分に声をかけること。休み時間に仕事をしないこと，あれもこれも他の人からの依頼を受け

ないこと，もしその恐れがあるときは即座に「ストップ」と言って自分にブレーキをかけることができるよう話し合った。行動記録表に事柄に対応したペース度数値を記入することを追加し，実際の事柄と自分の感じ方の関係を実感しやすいように働きかけた。

［所見，見立て］

Eさんは，やっと休職という形をとって，回復したことが実感できた様子であった。周りに合わせペースを上げると，疲れ果ててしまう。このことからEさん自身のペースを第1に考えるということに自ら気づいた。これによりEさんの心身の回復と成長を感じた。今後はEさん自身のペースを守れるようサポートしていきたい。

6 （X＋3年1～9月）　第24～26回

先日，後輩が忙しそうにしていたので，手伝おうとしてこちらから声をかけようかなと思った。簡単な作業だったのでそれほどハイレベルなペースまではいかないと予想していたが少し早めに，自分に「ストップ」と言い聞かせることができた。以前だったらそれがきっかけであれもこれも引き受けることになり，結果的にはたくさんのものを抱えてしまっていた。今までの自分の行動の構図が意識できた。上司だったり，仲間だったり，主治医が「1人で抱え込まないように」とか「無理しないで」ということの真の意味が理解できたように思う。後の疲労感を考えるとペースの範囲内で行動することを意識的に続けたい。

［対応］

持参した行動記録表を一緒に確認するとともにEさんの考え方，行動を支持する。

［所見，見立て］

Eさんのペースを検討したところ，抑えられたところとそうでないところが見つかった。この表を見て自分が調子のよい時ほど頑張りすぎてしまうことがわかった。また上司から「調子はどう？」と聞かれても以前はあいさつ程度に「大丈夫です」と反射的に答えてしまっていたが，最近では具体的に自分の状態がどうなのかをまず理解し，相手に伝わるように話している。これは自分へ

の声かけを約束してからより自分自身の状態を意識するようになった結果だと思う。

　就寝時間や起床時間など睡眠時間を日常的に記録しておくことで自分自身の変化に気づきやすくなっていることも良い変化だといえる。生活リズムの安定が気分の安定につながったと思う。

【まとめと考察】

　心も体も悲鳴をあげながら，疲れの程度や体調，自分の気持ちや欲求，ストレスを意識しないまま頑張ってしまっているクライエントと並走してきた。ここでは自分の気持ちや欲求に対して敏感になり自分自身を大切にできるような支援が必要である。具体的には行動記録表を記入することによって基本的な生活行動の見直し，うつ状態の程度をセルフモニタリングし，現実的に自分を見ていく。心身のケアとしては自律訓練法，ストレッチの方法を指導することも対応の１つに入れた。やっと自分自身を第１に考えるという言葉が本人から聞けたこと，現実の自分のペースを数値化することによって自分の今のペースが自覚できたこと，これによりクライエント自身の力で「頑張りすぎていること」を意識し，後で心身の疲労感が多く残らないような行動ができるようになったことは成果だと感じる。クライエント自ら「これで終わりにしてください」と言えたのもクライエントの大きな成長だととらえた。成長を感じつつ一旦終了の道を選んだ。

　ふり返るとEさんの強い抵抗にあい，休職するまでが大変だった。このカウンセリングの場があり，その抵抗こそが彼女の回復へのバネにもなったと思う。一方では別の視点から，できる女性であるからこそEさんが社会で活躍することの大変さや目には見えない苦労がベースにあったことが推察される。ダイバーシティ（多様性）を尊重し，認める社会になりつつあるが，それだけに女性にとっては（同時に男性にとっても），自分の役割を果たすこと，今の社会で自分らしく仕事に携わることは特別なエネルギーが必要になっているように思える事例であった。

III章　産業カウンセリング領域の問題と対応—スーパービジョンの活用事例を通して

【スーパービジョンを受けての感想】

　長年カウンセラーとして活動していても，常に「これでよかったのだろうか」という不安が押し寄せてくる。このような不安解消にもスーパービジョンは有効だと感じスーパービジョンを受けた。今回は，最終的にはクライエントの自己成長がみられた事例だったが，カウンセラーの自己満足で完結させたくなくて，終結後にスーパービジョンを受け，学びを深めた。

　スーパービジョンでは，以下3つのことを印象的に学ばせていただいた。最初に，バイザーとバイジーの関係の中で，このセッションが協同作業であることを強く感じさせられた。バイジーの考えや対応について尊重していただきフランクに話すことができ，専門家としての役割モデルを学んだ。つぎに，「このかかわりが良かったのだろうか」という点では，「休職したくない」と言っていたクライエントが休職を受け入れ，自分の行動傾向を見直した結果，行動変容ができたクライエントの力を理論的に概念化していただいた。このことで，今回のケースだけでなくこれからのたくさんの事例に対応する勇気と少しの自信が生まれたように感じた。最後にカウンセラーの役割として「メンターの役割」があることをこの事例から教えていただいた。

　改めて産業カウンセラーとして，産業面での活動，特質をふり返るきっかけにもなった。

コメント3　心理学を学ぶことで深まるクライエント理解

石﨑一記

　大変難しいケースに，長期にわたり丁寧に対応されています。

　多くの場合でそうですが，この場合も，「キャリアに関するケース」であるか，あるいは「メンタルに関するケース」であるかを問うことにあまり意味がありません。確かに問題は職場で起こっていますが，主訴の中にすでに単にキャリア，とくに職場での適応の問題とは言えない，身体症状や，パーソナリティの問題をうかがわせる情報が含まれています。近年，対人支援職に関係する資格が整備されるにつれて，狭い領域での専門性にこだわる風潮を感じることがあ

107

ります。高度に専門化された知識や技能は，支援の質を高めるためにもちろん有効なことであり，自己研鑽の方向性としては正しいことではありますし，もう１つ，幅を広げていく方向での研鑽の重要性についても，とくにこういったケースに触れると，指摘することの必要性を痛感します。幅を広げていくことは，必ずしもすべて自分で対応できるように，ということではありません。むしろ，「自分には担当できないことがわかる」という側面のほうが重要であるかもしれません。勉強しているからこそ，自分の限界について理解でき，ほかの専門家との有意義な連携が可能になることが重要です。

　このケースの場合でも，初期から中期にかけて，医療機関への受診，服薬などについて助言されています。クライエントからすれば，医療機関もカウンセラーも同じ方向で支援をしてくれているという安心感が得られることでしょう。連携の基本は，「相手を批判しない」ことです。ハイダー（Heider, F）は，P-O-Xモデルによるバランス理論を提唱しています。認知の主体であるPと関係ある他者であるOと認知の対象であるXの三者の関係がそれぞれ相互に好意的なもの（＋）と認識された場合には，安定した関係となりますが，もしも３つの符号の積が負（―）である場合には不均衡な認知体系を体験して，この三者の関係は不安定なものになり，これを安定したものになるようにPに心理的な力が加わるとされています。たとえば，クライエント（P）がカウンセラー（O）から医療機関や服薬（X）について批判されたり，疑問を感じていることを告げられたりしたとき（O-Xが負）には，三者の関係の積は負（―）になりますので，クライエントはとても不安定な認知を強いられることになるわけです。その結果，別のカウンセラーに変える（P-Oを＋⇒―）か，医療機関に行かない（X-Pを＋⇒―）ことで安定化させようとします。いずれの場合でも，うまい連携にはならないわけです。産業カウンセラーが，キャリア，メンタル，コミュニケーション・組織の３つの領域の専門家であることの重要性を改めて認識しました。

　さて，長期にわたる支援が必要な場合には，今どういう状況であるのか，この先どうなっていくのか，この先どうしていったらいいのかといった視点がとくに必要になってきます。クライエント理解の視点として，その個人を理解すること，現在のその人を取り巻く環境との相互作用を理解することに加えて，

時間軸に沿った理解の視点が重要な意味をもつことは少なくありません。今までの変化は決してでたらめに起こっているわけではなく，そこには必ず意味や筋道があり，それをなぞることでこれからどうなっていくのかについての手がかりを与えてくれます。

　心理学は，人間の行動の理解と予測を目的とした行動の科学と定義されます。なかでも，発達心理学は，受精から死に至るまでの生涯にわたる質的量的な変化の過程である「発達」という視点で人間を理解しようとするものです。これは2つの視点で語られます。1つはある時期についてのさまざまな側面についての記述です。たとえば，青年期について，親子関係は，自我同一性は，抽象的思考は，人格発達は，といった具合に青年期の特質をさまざまな観点から描写していきます。同様に，児童期は，中年期は，老年期はといった見方も可能です。もう1つは，それぞれの側面について，生まれてから死ぬまでの間にどのように変化していくかの記述です。人格発達について生まれてから死ぬまでにどのように変化してくのか，対人関係についてはどうかといった描写がされます。これらが同時に行われると，生まれてから死ぬまでの各側面の変化を縦糸に，各発達段階でのさまざまな側面の状態の理解を横糸にして織られた大きな1枚のタペストリーのようなものとして，人間の姿が描き出されます。

　ややもすれば，こういった理論で描かれた姿を「正しい」「正常な」「標準の」姿としてとらえ，それを基準にどこが歪んでいるか，といった視点で見がちですが，それは正しくはありません。理論どおりの発達をする人は，1人もいないからです。そうではなく，それぞれの個人を見るときの物差しのような使い方をします。理論との食い違いには必ずそうなる必然性やその人にとっての意味があるわけです。理論を知ることによって，よりその個人を深く理解することができます。

　このケースは30代半ばの女性で係長職の方です。岡本（1994）は，自我同一性のらせん式発達モデルを提唱しています。自我同一性とは，エリクソン（Erikson, E.H.）の提唱した概念で，自分とは何かについての答えを見つけることと考えられています。エリクソンは，これを青年期の発達課題として取り上げていますが，岡本は青年期ばかりでなく，中年期の入り口，現役を引退する時期にも一時的な混乱，モラトリアムを経て自我同一性の再獲得があるとしています。

それぞれの時期に改めて自分とは何か，どういった役割を果たしていくかという危機を体験することを通して自分を再吟味し，自我同一性の問いがくり返されるという指摘です。中年期の入り口は，35〜40歳くらいの時期を指しています。仕事が充実し，職場での役割が変化するのと同時に，家庭環境の変化などを体験する人も大勢います。大きなストレスにさらされる時期でもあり，職場でのメンタル不調は自我同一性の再獲得にとっては，大きな障害になることは容易に想像ができます。体調が悪いのだから休めと言われてもなかなか受け入れられないのには，そういった発達の特徴も関係していると考えられます。

　もう1つは，行動の予測の道具としての使い方です。これは発達心理学だけでなく，心理学理論全般に言えることです。たとえば，「自信がなさそうだな」と感じた時に，いきなりどうしたらいいかを考えてもなかなか答えは見つかりません。こうしたらいいのではと思っても，その根拠も見つかりません。「前に同じような場面でそうしたから」は，たまたまかもしれないからです。「いや，自分はダメだから」と言われて，「そんなことないですよ。もっと自信をもってください」と言ったとすれば，クライエントの気持ちをいきなり否定はするは，自信がないと言っている人に自信をもてと無理を言うはで，とても意味のある会話にはなりません。眠れなくて困っている人に，「そんなの寝れば治る」とか，「朝起きたらこの薬を飲んでください」と言っているようなものです。

　自信について，関係する理論はいくつかありますが，たとえば，バンデュラ（Bandura,A.）の自己効力の概念を取り上げてみましょう。自己効力とは，自分がある状況において必要な行動をうまく遂行できるかという可能性の認知のことです。行動遂行の先行要因として結果予期と効力予期の2つをあげることができます。結果予期とは，ある行動がある結果を生み出すという推測のことで，効力予期とは，ある結果を生み出すために必要な行動をうまく行うことができるという確信のことです。つまり自己効力とは，効力予期の程度と考えることができます。自己効力を生み出すものには，達成経験，代理経験，言語的説得，生理的情緒的高揚の4つがあるとされています。このことを知っていれば，「自信がなさそうだな」と考えたら，過去の成功経験のことを引き出してみようか（達成経験），同じような人でうまくいった人のことを聞いてみようか（代理経験），効力予期を高めるような話をしてみようか（言語的説得）と

いったことを考えることができます。こうしたことをクライエントから引き出すことによって，自己概念が変化するきっかけになるだろうという予測が可能になります。「どのように対応したらいいか」以上に，クライエントを理解することが重要なわけです。

　このケースの場合，途中まで自分の調子が悪いことを認められず，初期には調子が良いときには薬を止めてしまったりもしていました。死の受容，障害受容，疾病受容などについてさまざまな理論が提出されていますが，ここではそういった理論が全体の見通しを得るための手がかりを与えてくれます。それぞれの理論によって，表現の仕方は少しずつ異なりますが，自分に起こった望まない出来事を受け入れる過程は一般的に，混乱（困惑，戸惑い）⇒否定（否認，抵抗）⇒絶望（あきらめ，落ち込み）⇒回復（受容，努力）といったものがよく見られます。これを当てはめてみると，混乱の時期には傍らで話を聴くことで「安心して混乱できる」「混乱していることを受け止めてもらえる」ことが目標になります。やがて回復のための努力をするようになるために，これは，必要な時期だからです。次に，理由を考えたり，自分には非がないことを確認したり，別の可能性を探したりといったことをするようになります。そう思っていることには意味があるのです。その気持ちをしっかりと受け止めることで，やがて自分の今の状態を受け止めることができるようになります。このケースの場合だと，この時点でようやく休職することができました。それは，それまでの混乱の時期，否定の時期に根気強くいつも傍らにいたからです。混乱，否定の時期に焦ることなく，「今そういう状態であるから，やがて必ず自分の状態を受け入れて，休職するに違いない」と思えるためには，こういった視点がカウンセラーに必要になるわけです。

　スーパービジョンを受けたことで，3つの学びがあったことを報告されています。第1にスーパービジョンが，スーパーバイザーとスーパーバイジーとの共同作業であることを実感して，そういう対応をされたスーパーバイザーの姿に専門家としての理想像を見つけたこと，第2に理論的に概念化することを学んだこと，第3にクライエントに対してのメンターとしての役割を学んだことが示されています。メンターとは「助言者」「相談相手」「師匠」を意味します。人事労務の領域では，新入社員や後輩に対し，職務上の相談にとどまらず，人

間関係，身の処し方など個人的な問題まで広く相談に乗り，助言を与える人を指しています。ここでは人生の師匠といった意味でしょうか。

　この3つのことは，スーパービジョンの本質であって，とても優れたスーパーバイザーに恵まれたことを感じさせます。第1の点は，スーパービジョンがモデルになっていることを改めて考えさせます。かなり以前のことですが，スーパーバイザーがスーパーバイジーに向かって，「あなたの説明の仕方が悪いからわからない。ちゃんと説明しなさい」と叱っている場面を目撃しました。この方は，クライエントにも，「ちゃんとわかるように整理して話してください」と言っているのでしょうか。教育の世界では昔から，「知っている教育はできない。受けた教育をしてしまう」と言われています。「悪い見本」を示して，こうしてはいけないという教え方は極めて効率が悪いのです。悪い見本を示せば，頭ではそうしてはいけないとわかっていても，いつの間にかそうしてしまうということが経験的にも知られているからです。こういうスーパービジョンを受けた人は，次からスーパービジョンを受けることに臆病になるし，知らず知らずのうちにクライエントに対して「もっとわかりやすく話してくれないかな」と思うことさえあるかもしれません。産業カウンセラーのスーパーバイザーにはそういった人はいないので，安心してスーパービジョンを受けてください。スーパーバイザーは，優れたロールモデルを示してくれるはずです。

　第2の点は，スーパービジョンの中核をなす部分です。何を学ぶかは，基本的にはスーパーバイジーの希望によります。この方は，全体の流れを理論に基づいて概念化したいというご希望をおもちだったと推察されます。スーパーバイジーがスーパービジョンの目的を明確にもつことでスーパービジョンはより充実したものになります。

　第3については，スーパーバイザーがスーパーバイジーの現在の課題を見つけてそれについて助言したものと思われます。優れたスーパーバイザーは，スーパーバイジーの力量を査定して，それにふさわしい情報や課題を示してくれます。

　悪いところや間違い，不足の点を指摘されて落ち込むに違いないからスーパービジョンを受けるのが怖い，とか，義務だから受けなければならないと考えている方もいらっしゃると聞きますが，もったいないことです。スーパービジ

ョンは，受けると元気になるものです。これを参考にされて，ぜひ，スーパービジョンを受けて，勇気と自信を得てください。

**事例
4** **コミュニケーションに課題のあった
キャリア入社社員**

【クライエント】F　男性30代半ば，ITシステム関連会社G社にシステムエンジニアとしてキャリア入社

【家族】単身居住，両親が近隣に居住

【主訴】上司と人事に言われて。

【来談経緯】業務の進捗が悪く，体調不良，突然の有休，離席が増え，業務に支障が出たため，上司と人事部に促され受診。通院服薬の後，休職・復職。2回目の復職時に上司，人事部の促しで来談。本人の支援と上司へのアドバイスもほしいという希望があった。

【上司からの情報と依頼】技術はあると思うが，人をうまく使えない。報告を求めてもなかなか上がってこないので，休職前には毎日対話するようにしていたが，何も進んでいないことが次第に増えた。PCの前でじっとしているかと思えば，長時間離席していることも多かった。1回目の復職の時は，本人も希望し元職に戻した。業務を軽減したが，本人の職位に相当する内容ではなかった（低い）。にもかかわらず，1年ほどしてまた同様の状態となり休職した。今回はリワークを指示したが，最初は抵抗し行こうとしなかったが，復職の参考にすることで参加した。リワークの報告書の内容が，漠然としており，今後が心配。

【期間】全30回（X年Y月～X＋2年）

【相談室】企業内相談室　週1回開室。面接時間原則50分。基本予約制。

【カウンセラー】女性　40代，相談室嘱託として週1回勤務

【事例概要】

#1，#2（アセスメント面接）X年Y月

　〈復職しようと思ったのは？〉気持ちも軽くなったし，元気なのに休んでいるのもおかしいと思ってと語る。「今回は，職務を軽くしてもらえ，相談できる体制にしてもらったので大丈夫」「リワークで気持ちの変え方を勉強した」

と淡々と語る。休職したのは、「周りが思うように動いてくれなかったので予定どおり進まず、どうしていいかわからなくなったから」。具体的な業務内容を確認するが、他者（カウンセラー）が理解できるような説明が難しく説明に困る様子も認められた。

入社までの経過について、大学卒業後、IT関連製品の営業職として2社勤務の後、別のこともしてみたいと思ってITシステム関連会社G社に転職した。G社入社後3年ほど経ち、プロジェクトリーダーを任されたが、メンバーの業務が自分の予想よりも進まない、言ったことが伝わっていないなど、次第に業務進捗が悪くなった。上司の声かけはあったが、どう相談していいかわからなくなり、「大丈夫です」と言っていた。居づらくてトイレに行ったり、会議室で仕事をしていたりした。

業務で困難だったことに関しては、「交渉や指示の場で、特に躊躇する」「交渉は嘘をつくように感じられる」「自分が正しいと思うことが通じない」「思うように人が理解し動いてくれないとどうしていいかわからなくなり考え込む」などがあり、「結果として業務が滞り、人が怖くなってきた」と語った。リワークでの経験に関しては、勉強になったというが、今後の行動などが具体的でなく活かすことが難しいように思われた。「自分のやり方が、効率が良く、ほかのやり方は無駄が多い」というやや極端な発言もあった。「大丈夫だと思うが、話しかけるタイミングがわかるといい」ということで、話しかけ方、尋ねることを躊躇する気持ちを整理して行動できるようになることを目標にすることを確認した。

面接中、文脈の取り違いがあり、話したいことになると、一方的に強い口調で話すなどの特徴があった。求めたことと違ったアウトプットが出てくるという上司の話が推測されるような面接であった。

［スーパービジョン（SV）1回目］

上司からの情報と産業医との情報共有から得られた情報を基に、不安であったクライエントの見立て・方針を定めるためにSVを受けた。Fの状況理解や関係性のとり方の特徴が影響して、心理的負荷の増大となったことを整理した。また、上司は「1人でする仕事、やることが明確な内容であればできる」と話

しており，Fのもつ資源として，新しい業務は覚えたり慣れたりすれば堅実に
できることを確認できた。愛着の課題か，発達特性かは明確ではないが，視野
の狭さや被害感がどこからくるのかを確認すること，具体的な行動を考える素
地はあまり豊かではないようなので，復職時の適応として，助言の求め方やリ
ワークで体験した認知行動療法による感情コントロールを当面の課題とするこ
とは方向として間違ってはいないことを確認できた。

＃3 〜19（X年Y＋1月〜X＋1年Z月）
　SV後，改めてFと「どう相談したらいいのか。忙しそうだと声をかけるのに
躊躇する。それがなくなれば」という願いを，「困ったときに相談するには，
どう周囲を受け止めるか，どう言葉にするかを考える」ことを目標として話し
合うことにした。主治医や上司のニーズとも方向性が合わせることができた。「疲
労感がわからない」「薬があっていないような気がする」など，少しずつ状況
を話すようになった。業務量が多くないこと，具体的指示が有効であろうとい
う点を考慮した上司の毎日のフォローもあって，復職後しばらくして職場にな
じめるようになった。
　月に1回の面接では，相談するときの伝え方，周囲への怒りの気持ちのコン
トロールなどについて話し合った。「話しかける時に忙しそうだと怒られるよ
うな気がする」「タイミングが難しい」など，他者に質問したりお願いをした
りすることが，「自分はダメだ」「また，怒られる」「質問し返されたら，答え
られない」等，自己否定や恐怖になっていること，「自分の考えが出ていなけ
れば質問，相談してはいけない」というような思い込みも強かった。経過の中
で，発達特性があるであろうということがわかってきた。
　〈相談することがFさんの課題だったよね〉とFに確認しながら，「どう話し
ていいか困った」というFが困った場面について，具体的なことばのかけ方，
気持ちのもち方を話し合うようにしていた。「忙しそうだと怒られる気がする」
〈怒られたこと？〉「ないけど，何言っているかわからないと言われる」「何を
やったのと言われると答えられない」と話されるので，場面を確認し，何を伝
えたかったのかを少しずつ確認していくようなことが続いた。困った感があま
り伝わってこないことが気になった。うまくいっていない時には，攻撃的な話

し方になるので，〈納得いかないことがあるの？〉と思いを聴くようにした。その後しばらくは安定して勤務が続いていた。

　上司から，「業務負荷を上げたら離席が目立つ，業務の取り組みにも波がある，突然休むことが出てきた」と相談があった。面接の中では，相談の仕方や躊躇する時の気持ちのもち方，疲れのサインを探すといったことを取り上げていた。上司に業務遂行に関して確認すると，業務成果の精度が悪い，頼んだことが出てこない時がある，業務処理量が少ないという認識であった。Fの話ではできていると話されており，F本人はできていると思い込んでいるということがわかってきた。

　カウンセラー自身はコミュニケーションの方法や状況の受け止め方について話し合おうと心がけてはいた。しかしながら，CLから自発的に課題が提示されないと感じはじめ，Q&Aのようになっていく面接に手詰まり感が生じてもいた。

［SV　2回目］
　これまでの面接経過や上司情報を整理し，再度SVを受けた。「Fさんはどんな体験をしているか」「本人にとって意味が感じられることと，こちらが知りたいことの違いは」とスーパーバイザーから問われ，いつの間にか対話の工夫にだけ軸足がおかれた教育的な面接になり，言葉にしにくい心理面，困り感の理解への視点が見失われていたことに気づかされた。

#20〜30（X＋1年Z＋1月〜X＋2年Z＋6月）
　SV後は，おかれた状況における思いや納得のいかなさを大切に聴くようにした。聴く態度を変えることで窮屈感が減り，今まで淡々とした世界と感じていたFの内面が理解しやすく感じられた。関係が変化したためか，Fが自ら課題を記述して面接にもってこられるようになった。面接ではその記述を材料にすることで，カウンセラーの理解できにくいことを確認しやすくなり，具体性がある検討ができた。「不安だけれど薬が効いていない」と話すので，〈主治医には？〉と聴くと，「不調だとは伝えている」という答えであった。主治医に体調の変化を伝えずに受診していたことがわかってきた。伝えるということの

必要性が理解されていないようであった。〈不調だけでは，どう不調かわからない。自分の状態を説明することが大切〉と説明し，話し合いながらどのように状態を説明するかをメモしてもらった。その次の受診では，投薬が調整され，しだいに減薬につながっていった。また，上司が現状報告と対応についての確認のために来室され，かかわり方も段階に応じて工夫されていることもFの業務遂行の助けになっているようであった。

　業務については，困ったことだけでなく，「自分が考えた方法が一番よい」と思えてしまうこと，「面倒だと思うとやりたくなくなること」「交渉はやはり嘘をついているような気になる」等も語られた。そのように思えてしまうことを話してもらうことで，「でも，仕事だから仕方ないですよね」というように折り合える部分も出てきた。

　業務上のコミュニケーションについても，「前の会社ではモノのいいところをガンガン言っていけば売れていたんです。押していくことと交渉とは違うんですね」「『会話』って，自分が楽しいだけじゃ駄目なんですね」と他者を意識した話もされるようになった。変化はゆっくりではあったが，少しずつ責任ある業務を任されるようになり，終結になった。時折，近況報告に来談される。

［SVについてのまとめ］
・SV　1回目
　面接の方向性を確認していくことで，自分自身の基盤が安定し，落ち着いて面接を始められた。クライエント理解，方向性を確認する上で有用であった。
・SV　2回目
　自分の行っていた面接で見失っていた，クライエントの立場に立って理解するという部分を確認することができた。教示的になっていることやFの体験を把握できていなかったことが，行きづまり感を生じさせていたと思われる。もう少し前に経過を踏まえた確認のSVを受けていれば，回避できたのではないかと考えられた。思い込みにならないような機会としてのSVの有用性を再認識するとともに，自分の思うようにすすめたくなる面接の特徴をふり返る機会となった。

III章　産業カウンセリング領域の問題と対応―スーパービジョンの活用事例を通して

コメント 4　カウンセラーの信頼関係構築力，特に共感的理解力の再確認

寺田正美

1．はじめに

　本事例は，すでにスーパービジョンを受けて進行し，終結した事例であるが，原点に還り，この事例を提出したスーパーバイジーに対してスーパービジョンをする。すなわちスーパーバイザーとしての視点からまずは書き始めることをご了解いただいて読み進めていただけることを願っている。

2．スーパービジョンについて事前確認・共有しておきたいこと

　事例を提出するときに提出者はなにを望むだろうか？　このクライエントに対してどのようなカウンセリングをすれば良かったのだろうか？　と思い，自分の実施したこととは違う視点からの方策を得たい，あるいはこの対応で良かったと承認を受けたいと願う。しかしこの思いは，クライエントに対する対策，対応に焦点をあてている事例検討の範疇であり，スーパービジョンの視点とは異なる。カウンセリングのスーパービジョンとは，スーパーバイジー自身のカウンセリング実務能力を検討し，さらなる成長への援助を通してスーパーバイジー自身の気づきから実践へとつなげていく能力を開発することである。

　それゆえ，本人のカウンセリング心理学に基づいた知識，そしてその知識に基づいた実務能力としてのスキル内容の検討と同時にその両方に大きく影響を与えるスーパーバイジーのありよう，すなわち，カウンセラーとしての内的な価値観，信念，生き様，さらにパーソナリティ，そして今までの人生経験等々が問われることとなる。クライエントにとって意味のあるカウンセリング面接を絶えず探求していくために，そのカウンセリングを困難にさせている問題がスーパーバイジー自身のどのような課題であり，どのようにその課題に向き合っていくのか，そして専門職としての倫理を含めたあり方にどのように反映させていくのかをスーパーバイザーとの対話のプロセスの中から見出していくこととなる。

３．上記２．を踏まえて，検討してみよう

　　１）まずはタイトルの表現はどうだろうか？　提出された事例のタイトルは
この面接を通してのクライエントに対するカウンセラーの見方・判断の表現で
あろう。このクライエントをコミュニケーションに課題があることのみを標題
にすることで見えてこないこと，見えてくることを覆ってしまっていることが
多々あることに気づいてほしい。面接全体を通してクライエント像をどうとら
えたか，スーパーバイジーのとらえ方が問われ，その根拠を考える場となる。
タイトルはむしろ客観的な事実を考えてみたい。そうすることで冒頭から読者
をカウンセラーの考えへと誘導することがなくなるだろう。なお，キャリア入
社の“キャリア”も本来のキャリアの意味とは違って就職採用の分野で便宜的
に用いられていることも承知していることであろう。同じ業種とはいえ，営業
をしていたことがG社でＳＥへの専門的能力があると認められての中途採用入
社であったのならば，そのことによる職務への適応や意欲はどうだったのだろ
うか。そしてカウンセラーはこの視点からの確認をしていたかどうか。

　　２）この事例のカウンセラーは企業内相談室の嘱託カウンセラーとのことだ
が，権限の範囲さらに組織側，人事部，上司との関連が見えてこない。人事か
らは本人への支援と上司へのアドバイスを要望されている。クライエント本人
へのカウンセリングを要望されているのは当然としても，上司へのアドバイス
とは何を意味するのだろう。上司もクライエントになるということなのだろう
か。カウンセリングならば単にアドバイスをすることとは違ってくる。この依
頼を受けたときに確認をしておきたかったことでもある。人事の意図を受けて
のカウンセリングというならば，終結結果は人事の意図に沿っていなければな
らないのだろうか。＃３～19の記述で「主治医と上司のニーズと合わせること
ができた」とある。この記述にもつながり，懸念が湧いてくる。専門職として
カウンセラー機能を発揮できなくなってくるのではないか。単に勤務日，時間・
報酬等の契約ではなく，どの権限範囲で実施するのか倫理上の要項まで含まれ
ていないと，責任を感じることができるカウンセラーならば立ち位置が不安定
になり，カウンセリング内容にも影響を与えてしまいクライエントを守ること
ができなくなるのではないだろうか。

　　３）主訴についても検討してみたい。「上司と人事に言われて」は来談経緯

であって主訴ではない。初回の冒頭でクライエントは何を話したのだろう。事例概要のところでクライエントの言葉がある。復職したのは気持が軽くなり元気なのに休んでいるのはおかしいと思ったから，しかし，どうしていいのかわからないという現状があると話している。クライエントの不安感をどう受け止めていたのだろうか。ここでカウンセラーはこのクライエントにどう向き合おうとしたのか。その見立ては？　さらに職務へのかかわりを聴きながらどう今後に見通しをもったのだろうか？　人が怖いと言いながらも自分のやり方に固執し，思いどおりにならないと他者を攻撃する言動をする，一連のこのクライエントの言語・非言語を観察していると，このクライエントの性格傾向，行動傾向，発達特性が見えてくる。この生きにくさの訴えに対して，行動レベルでの変容を目標にしたのはどのような意図があったのだろうか？

　４）ここで関係性について考えてみたい。上司の話からの推測ではなく，いま，目の前にいるクライエントに対してカウンセラー自身はどのような共感的理解とありのままの受容をしていたのだろうか？　カウンセラーとクライエントとの関係性が問われる大切なときに，表面的な問題解決を目指して行動レベルの対策を優先させたことは，クライエントのいまに適切なかかわりであっただろうか。カウンセラーの意図を知りたいところである。長年月抱えてきた生きづらさに寄り添い，真摯に温かく向き合ってもらえた体験がこのクライエントにあったのだろうか？　人生の初期のころから人とは違う出来なさを感じ，ほかの人がなぜ自分のやり方を理解しないのかと思いつつ，周囲の反応にいらだち，その原因を周りの人に対する怒りで対処している。自分の対応の出来なさの自己覚知がないままでの自己に対してどのような不安な思いがあったのだろうか。クライエントが語っていたことばの意味は何だったのだろうか。カウンセラーとの信頼関係が醸成されていただろうか？　このカウンセラーの人間観が問われることであろう。表層的な解決策はクライエントの成長意欲とはならない。人間は相手が自分のことをわかってくれている，あるいは真にわかろうとしてくれていると感じたとき，安心して自己の内面を見ることができるようになる。

　改めて伝えることでもないが，カウンセリング面接でのクライエントの心のプロセスの基本的流れを追ってみたい。まずは「ここは安全な場所のようだ」

⇒「何だか安心な気がする」⇒「この人にもっと話したくなるなぁ」⇒「この
カウンセラーはわかってくれようとしている……わかってもらえた！」⇒「自
分の気持がわかった，初めて話せた……ほっとした，気持がいつもの重苦しさ
と少し変わってきたようだ」⇒「話していると自分で整理できそうだ」⇒「何
に自分は執着していたのだろうか」⇒「このままでは納得できない」⇒「では
自分は何を望み，何をしたかったのか」⇒「自分でも考えてみよう」⇒「いま
までの自分を否定して変えるのは嫌だ，できない，しかし大切にしておきたい」
⇒「あんなに苦しんだ日々は自分には必要だったのだ」⇒「自ら少しでも一歩
から行動を始めるにはどうすればいいのだろう」等々，この流れは深い傾聴の
できるカウンセラーとの関係の中で生じてくるクライエントの語り，ナラティ
ブの中でのプロセスでもある。

　5）現実にカウンセリングだけでは対応困難なクライエントに出会うとき，
カウンセリングのみではなく，クライエントにとって意味のあるリソースを求
め，つくっていくことが必要となってくる。医療や組織のあるいは公的なサポ
ートが必要であり，カウンセラーは連携能力も培っていくこととなる。このコ
メントではクライエントがこれからの全人生を生きるためにいまにどう向き合
うのか，かつ意味を見出す問題解決とは何なのかを考察することを優先した。

　6）面接のプロセスは，クライエントの自己探求⇒自己選択⇒自己決定⇒自
発的行動への流れでもある。面接の初期に関係性の構築ができるかが絶えず問
われている。今回の30回という2年余の年月はこのクライエントにとって意味
があったのだろうか？　カウンセラーが対策，対処を優先しないで人間は情動
で生きていることに気づいたかかわりをしていたならば，どのような違いがあ
っただろうか？　過ぎ去った時間の重さをこれからどう活かすのか？　過去の
ことに思いを馳せるのみでは無駄で無意味であるが，しかし，この面接から気
づき，学んだことを今後のスーパーバイジー自身の課題として，自己の成長に
どう活かすかはスーパーバイジー自身に委ねられている。

　7）過去はこれからの人生の生き方に示唆を得られるときには意味をもつだ
ろう。意味を探索するためには，スーパーバイジー自身が「自己内にセルフス
ーパーバイザーを育てること」であろう。育てるためには前述で提示したよう
な問いかけを自ら試みてほしい。いくつかの問いかけは，たとえばとして書か

れた一部分にしかすぎない。ここでは筆者であるスーパーバイザーからの一方的な問いかけが続いているが，実際のスーパービジョンの中ではスーパーバイザーとスーパーバイジーとの対話で進められる。スーパーバイジーが自己に気づき，自己の言動変容へと歩を進めることができる能力の発見は，その両者の対話のプロセスの中から生まれてくる。対話を通して，スーパーバイジー自身が自らの脳で感じ，考える過程で現実の外的，内的を含めた自己の現在地に気づき，これから歩む道を自己選択し，専門職としての自覚をもち，立ち止まり，絶えず修正を重ね，納得しながら成長していく。この過程を体験していることがクライエントに向き合う面接現場でカウンセラーとしてのあり方を支えるであろう。なぜならば，カウンセラーとクライエントとの関係もまたパラレルとなるからである。

4．おわりに

　本事例では，2回のスーパービジョンを受けている。スーパービジョンについて記述してあることは，スーパーバイジーが認知したことのみであるので，さらに多くが伝えられていた可能性もある。しかし記載されていることから推測すると，的を射た教示？があり，スーパーバイジーがカウンセリングの基本に立ち返り，面接の方向性を変化させていくことができていたのが，多少は安堵するところでもある。この提出された事例から得られる情報からのみではあるが，スーパーバイジー自身のクライエントへのカウンセラーとしての向き合い方の根本・基本姿勢が問われる事例であった思う。

|事例 5| 昇進後，先輩社員に対する
恐怖感をもつ管理職

【クライエント】H　40代後半，女性，食品製造会社勤務，総務課長
【家族】夫，子ども２人
【主訴】自分の昇進とともに先輩からいやがらせなどがあり，先輩の存在が怖い。
【来談経由】不安がだんだん気になり，直接相談室に出向き依頼・予約した。
【期間】全３回　X年３月第２週～X年４月第１週
【相談室】企業内相談室　月２回　面接時間は約50分　予約制
【カウンセラー】男性　40代，嘱託として毎月２回，１回５時間勤務

【面接過程】
初回（X年３月第２週）
　昨年４月，総務係長だった自分が総務課長になったと同時に，それまで総務を取り仕切っていた係長Ｉ（男性）が，そのまま係長として別の部署に配転になった。そのとたんＩ係長は自分に反抗・攻撃してくるようになった。たとえば，私が出した行事案内に対して，内容がだめとか，いろいろ文句を言ったりする。また組織の部長，役員に対して，暗に私のことを，「能力がないやつがやっている」など，いろいろ悪しざまに言っているようだ。
　最近Ｉ係長が，私がした仕事の不十分なところを見つけ，私に面と向かってどなったり机を叩いたりしたことがあり，怖くなって自分がこのまま勤められないような気分を感じたりしている。
　Ｉ係長に仕事で尋ねたいことがあったりするとき，電話をするのもメールを打つのも，ものすごく気を使い悩んでしまう。内容によっては，直接接触しないようにＩ係長の上司の課長に間に立ってもらい，課長経由でＩ係長に伝えてもらったりしている。そういう意味でも今は自分自身与えられた仕事を十分にできていないと思う。
　Ｉ係長は会社の中で何かあれば「親会社に訴えます」と言う人で，そのためか，組織の管理者はＩ係長にはっきり注意できないようだ。Ｉ係長は注意も処

分もされることなく今まできている。会議などでも管理職に文句を言ったりするので，Ｉ係長が会議で私に何か攻撃的な発言をしたらどうしようかとか，すごい恐怖心が消えない。バカバカしいと思ったりするけど。〈バカバカしいとも思ったりする〉　ええ……。

　Ｉ係長は変わらないと思う。周りの人もそう言っている。Ｉ係長が何か大きな失敗でもして，それを理由に辞めてほしい。

　〈今のままではおかしい，組織が変わってほしい〉　自分が課長を辞めてもいいとは思っていても，それを言葉にしないが…自分が辞めると別のだれかを攻撃するでしょうから…。〈辞めても，別のだれかが攻撃されることになるからですね〉　Ｉ係長は総務が長く，Ｉ係長から教えてもらいながらやってきていた。なので自分がもち合わせていない知識をＩ係長はもっている。Ｉ係長が何か言っても，それを否定するための知識がない。自分がやったことが，Ｉ係長から違うと言われるのではないかという心配がある。〈今までＨさんが経験しなかったこと，何か新しくやることがあったとき困るのですね〉　そうです。〈ほかに上司とかは知らないのですか〉　上司は詳しくは知らない。まあ彼に聞かなくても，たとえば外部の専門的なところで教わればいいだけなのかもしれない。〈彼でなくても，探せばできる〉　そうです。Ｉ係長がだれにも教えず１人で握っていたものが，いっぱいある。それを組織立ってできるようにするのが自分の仕事。彼の独り占めのやり方はＩ係長の作戦なのかもしれない。〈いっぱいもっている情報を，小出しにして攻撃してくる〉　そうです。自分が不満な処遇をされたので。〈そうすると，そこは，Ｈさんが経験して積み上げて，制度にしていく，そういうのを蓄えていくんですね〉　そうです。課長になり１年近く経つが，大事件なしできた。〈１年経つということは，いいことですよね。１つのサイクルですから，大部分のことがわかってきたということで〉　そうです。わかってきたし，どんどん新しいことに対応しているわけだから，過去のものが全部わからなくてもいいということになるかもしれない。

［所見］
　Ｈさんは，Ｉ係長から反抗・攻撃を受け，Ｉ係長の存在に恐怖感を強く感じている。

会話が進むにつれ，自分が恐怖を感じていることについて，“バカバカしい”
と口にするが，1年間大事件なしできたことをふり返り，ポジティブな面も出
てきそうな感じになり，少しほっとした。

［方針］

　“バカバカしい”の発言のように，“恐怖”“知識不足”のところについてHさ
んのものの見方を少しでも客観視できるようにかかわってみる。

2回目　（X年3月第3週）

　I係長の上司と立ち話をした。「自分が定年まで2年ぐらいなので，その間
に彼をなんとかしないといけないと思ってきたが，今1年経ってあいつは変わ
らない」という言い方もしているので，やっぱりそうだよなと思った。私がこ
こにいる限り続くんだと思うと，早く辞めたいな～と思ってしまう。〈その課
長の話を聞いて，変わらないなら辞めたい〉

　〈引き継ぎをしないで，「知識がない」などと言うのは，ずるいですよね。男
らしくないというか〉　引き継ぎは「忙しいから忙しいから」と言い訳をする。
ずるずるしてしまった。

　〈Iさんにどうなってほしいんですか？〉　普通にやってくれればいい。同じ
会社の人間だから，仕事全体の利益を考えて，違う意見があれば意見として言
ってくれればいい。〈違うなら「違う」と普通の応対ならば，受け入れやすい〉
そうですね……，んん，違うかな～いやもう顔も声も聞きたくないというのが
本当かなあ……。接しなくてすむところで仕事をしたい。でも無理。

　仕事以外の時，悩んでもしょうがないことで頭を悩ましてしまう，とても嫌
な感じがする。考えれば考えるほど悪いことばっかり考えちゃう。〈どんどん
ふくらませてしまっている〉　……まあ，今一対一で会って何かするというこ
ともないだろう。彼がどういう人かわかっている人の場面でしか会わないだろ
うから，そんなにこう怖がることないのかもしれないのにと思うのに……，な
にか怖いだけなのかも，怖い場面を想像してしまう。〈彼のことを，理解して
いる方たちがいるから，だから，なにか怖いだけなのかもしれない〉　ええ。

　以前，勤めていた遠隔地の会社を家庭の事情で辞め，今の会社に就職した。
ここへ移るには条件がよかったということで働いて22年。だからなんか嫌にな

ってくるとその……なんで働いているのか，と考えてしまう。なんでこの仕事をやっているのかという位置づけが，希薄。だから辞めたくなったのかな……。そういっても辞められはしないけど，辞めるとしたらという理由づけを考えているのかなあ……。

　私をここに置いておくのは，将来性がないから，異動させてもらったほうがいいかな〜〈仕事を，普通にやってこられたわけですから，そんな遠慮することはないんじゃないですか〉　配転や別の会社に行ったとしても。私の心苦しさは，少しは解消するかもしれないけど，（急に元気に）全体としてよくなるとも思えない。別の会社で働けたとしても，ハッピーというそんなこともあり得ない。〈転職してもハッピーと思えない。全体としてよくなると思えない〉考えてもつまらないことを考える。いつも自分の頭が占められていることが，嫌だなと思う。〈考えてもつまらないことを〉　そのことを考えている自分もまた嫌です。

３回目　（X年４月第１週）

　自分はやっぱり転職は年齢もあり無理。だから，ここにいるとして，彼と付き合っていくことになるのをどうしたらよいか。よく考えてみると，実際Ｉ係長はだれからも嫌がられている人だし，自分が嫌がるのは同じかもしれない。でも文句を言われたくない人間なんだなあ……。怖いという感じは，やっぱり何か怖いだけなのかも，怖い場面を想像してしまってますます怖さが膨らんでいくように思う。怖いのは怖い。皆怖がっている，自分も怖いのは怖いけど。できるだけ接触しないようにしていくように方法を考えてみるつもり。やはり１年間職務を担当してきたんだから，新しい業務も増えたし，自分が経験した新しいこと，ノウハウを，彼は知らない。そういう積み重ねで彼から少しずつ離れていけるのではないか。絶体絶命ではない。

　終結とした。

［考察］

　１回目。先輩のＩ係長に対する恐怖感が強くある。その恐怖感を受け止めながら状況を聴かせてもらった。仕事の知識不足のところがクラエイントの不安

を増幅させている。社内では大方の人がＩ係長に怖れを感じている状況でもあるので，聴いていくうちに，「すごい恐怖感は消えないが，そう感じるのもバカバカしいと思ったりする」「1年経ったが大きな問題はなかった」などを口にし，「過去のものが全部わからなくてもいい」と新しい見方もし出した。

　2回目。前回の終わりごろでは少しポジティブな感じであったが，今回面接開始時は，前よりもっと苦しさの中にどっぷり戻ってしまっていた感じを受けた。カウンセラーとしては，"振り出し以前"に戻った感じがした。そのためか"何かに気づいてほしい"というかかわり方になってしまったところが反省点である。

　3回目。前回から今回の間に，転職は年齢的に無理と判断し，残るとして，どうするかを考え，「1年間やってきた実績からもＩ係長から少しずつ離れていけるのではないか」という思いになったようである。

【スーパービジョンを受けた理由と時期】
　終結後，スーパービジョンを受けた。自己のカウンセリング能力にはいつも不満足感がある。経験豊かな方に見ていただき，コメントをいただくと，また1つ可能性が増え，ちょっと気持ちが楽になり，少し自信がつく。今回もそのためにスーパービジョンを受けてみた。

スーパーバイザーの指導内容
1．3回で終結しているが，その後フォロー面接を提案し実施したらよかった。
2．クライエントの感情にもう少しついていったほうがよい。1回目「大きな事件が起きなかった」のところ，共感すべきところである。
3．カウンセリングの中で，①クライエントの問題，②会社の問題，③Ｉ係長の問題，というように問題を区別してとらえていくこと。そして「①クライエントの問題」に焦点をあてるようにするとよい。
4．1回目の，〈彼のことを，わかっている方たちがいるから，何か怖いだけなのかもしれない〉のところ
　①　言い方がわかりにくい。「"感情だけが怖い"なんですね」とわかりやすくする。

Ⅲ章　産業カウンセリング領域の問題と対応─スーパービジョンの活用事例を通して

② 「怖いかな」と言っているので，どのような怖さか，もう少し語っても
　　らうとよい。
5．2回目の，「考えてもつまんないことを考える。いつも自分の頭が占めら
　　れていることが，嫌だなと思う」に対して「忘れるときはどんなとき？」と
　　応じてもよい。

スーパービジョンを受けて
　自分の能力に合わせて具体的な指導をしていただけた。コメントを聞くと，「な
るほど」とか「確かに」などと思った。自分が見えていないところを教えても
らった。この指導を今生かしている。

コメント 5　カウンセラー能力に軽い不全感をもつ　スーパーバイジーへのスーパービジョン　宮崎圭子

１．SV'eeのSVを受けた動機について
　当スーパーバイジー（以降，SV'eeと表記）の「スーパービジョン（以降，
SVと表記）を受けた理由」は，以下であった。
　「終結後スーパービジョンを受けた。自己のカウンセラー能力にはいつも不
満足感がある。経験豊かな方に見ていただき，コメントをいただくと，また１
つ可能性が増え，ちょっと気持ちが楽になり，少し自信がつく。今回もそのた
めにスーパービジョンを受けてみた」
　当SV'eeは，本ケースにおいて具体的な検討課題はないものの，いつも自身
のカウンセラー能力に軽い不全感をもっているとのことである。経験豊かなス
ーパーバイザー（以降，SV'orと表記）に検討してもらい，そのことで，SV'ee
の気持ちが楽になり自信をつけたいとのことだ。
　この点について，検討してみたい。
１）SV，ケースカンファレンス，カウンセリングの違い
　ここで，このSV，ケースカンファレンス，カウンセリングの３つに関して，
今一度，違いを明確にしておくことにしよう。釈迦に説法で大変恐縮であるが，

129

SV（supervision）を英和辞典（プログレッシブ英和中辞典第4版）で調べてみる。監督，管理，指図，指示という訳がついている。カンファレンス（conference）は会議，協議会という意味である。一方，カウンセリング（counseling）は相談という訳が出てくる。自明のことであるが，SV，カンファレンス，カウンセリングとは，その役目・機能が根底から違う。

ここで，その違いについて言及したのは，多くの日本のカウンセリング関係者は上記3つを混同している状況が顕在化していると，筆者は感じているからである。とくに，SVとケースカンファレンスの違いが明確に認識されていないと感じることがしばしばである（懺悔すると，かく言う筆者もかなり長い間，SVとケースカンファレンスの違いを認識できないでいた）。

平木（2017）は，「心理臨床スーパーヴィジョン」を，「心の危機支援に関わる専門職への個別実践指導」（p.19）と説明している。

また，UK Council for Psychotherapy（UKCP: 英国心理療法協会）は，「UKCP Supervision Policy 2012」を発表している。ここで，UKCPはSVに関して，「SVとは，有資格もしくは訓練中の心理療法実践者と適切な知識を持ったスーパーヴァイザーの間の明確な作業関係内において，実施される反映的かつ評価的なプロセスとして理解されている」（宮崎訳，2018）と主張している。また，SVの目的として，次の2点をあげている。
① 反映的かつ情報に基づいた実践を支え，援助すること（たとえば，透明性のある契約を結ぶこと，様式，作業，仮説が具体化されていくこと），
② 結果として，実践者とサービスユーザー（つまりクライエント）両方にとって有益であるような最高の実践を支え，援助すること（宮崎訳，2018）。

注意してほしいのは，①が先行して，その結果②が結実するというプロセスになっているということである。

一方，ケースカンファレンスは，「治療開始時または進行中，あるいは終結時に催される治療スタッフ間の会議のこと」（杉村，1999）である。その目的は，「事例に関する理解を深め，お互いに治療過程を検討しあうことによって，より効果的な治療方向を見出していくとともに，セラピストの資質を向上させるところにある」（杉村，1999）としている。SVと同様，治療スタッフ（つまり専門職）という単語は共通である。しかしながら，ここには，「指導，監督，

指示」という単語は出てこないのである。また，UKCPで言及したように，セラピスト（カウンセラー）の資質向上が，より効果的な治療方向を見出していくという流れになっていないことに注意していただきたい。「より効果的な治療方向を見出していく」ことが先なのである。上述のSVの流れと逆になっているのである。

このSVの「指導，監督，指示」という役割が，それらをどちらかといえば否定的にとらえるカウンセリングという領域において，少々の混乱を招いているのではと筆者は考えている。平木（2017）が言及している「多くの大学院における心理臨床スーパーヴィジョンは，心理療法と類似の係わりになるか，プロの権威と脅威に訓練生が恐怖に震えるような指導となるかの，どちらかになる」（p.11）事態が，少なからず起きているのである。

カウンセラーが自身の資質を高め，成長を図るという目的，そしてその上位目的はクライエントにより一層有益なサービスを提供することは一致しているのである。しかしながら，SVもケースカンファレンスも方法論的には別物である。

２）プロとしてのSV'ee

上述してきたように，SVは心理専門実践者（心理専門職者となっていないことに注意されたい）の実践を支え，援助することである。UKCPが定義しているように，２種類のSV'eeが存在する。１つは訓練中の実践者（有資格者ではない）であり，もう１つは有資格者である。

後者は，紛れもなく専門職者であり，その専門職で契約し何らかの収入を得ている以上，プロである。その場合，SVは「専門職者の指導」という意味合いとなる。

３）プロのカウンセラーがSVを受けることの意味

British Association for Counselling and Psychotherapy（BACP）は，SVを受けることを義務づけている（2018）。SVを受けていないセラピスト（以降，Thと表記）によるセラピーで良好な結果が47％に対し，SVを受けたThは64％のクライエント（以降，Clと表記）によい結果をもたらした（Bambling et al., 2006）。さらに，SVはThの自己覚知を高め，スキルや知識を一貫した方法で用いることに貢献し，自己効力感を高める（Wheeler & Richards, 2007）。SVの

合計年数が，セラピーにおいてClが癒しを体験できることと高い正の相関があることも報告されている（Orlinsky & Rønnestad, 2005）。

4）SV'eeの発達段階

　先述したように，UKCPは大きくSV'eeを2種類に分けている。訓練中のSV'eeと，有資格者としてのSV'eeである。平木（2017）は，さらに，SV'eeの専門性の発達段階を考慮することの必要性を説いている。平木（2017）は，Skovholt & Rønnestad（1992）の研究を紹介している。彼らは，Thの発達段階を習慣的行動期（素人の援助活動期），専門訓練への移行期，熟達者の模倣期，暫定的自律期，探索期，統合期，個体化期，完成期まで，計8段階に分けて，各時期の特徴を整理し報告している（平木訳，2017）。

　ここまでの1）～4）まで，SVの役割，プロとしてのSV'eeがSVを受ける意味，SV'eeの発達段階を概観してきた。読者の中には，一体，いつになったら本ケースのコメントが始まるのかと，訝しがられている方もおられると思う。平木（2017）が指摘しているように，日本のSVの現状は，SV'orの不安定さと迷いがしばしば見られる。日本のSV'orは，SVの基本的な構造や理論が不明確なまま，SVやケースカンファレンス，カウンセリングの区別が曖昧なまま，SVを行っていることが多い。そのため，基本的な事項を明確にし，共有しておく必要があると考え，概説してきたという次第である。ご理解いただければ幸いである。

　基本的な事項を共有した今から，本ケースの検討に入りたい。

5）当ケースのSV'eeの発達段階と「SVを受けた理由」

　最初に，本SV'eeの「SVを受けた理由」を検討してみたい。

　当SV'eeは，嘱託として月2回（1回5時間勤務），カウンセラーとして企業内相談室で勤務しているとのことである。つまり，Skovholt & Rønnestad（1992）が言うところの，探索期（有資格者になってから2～5年）だろうか。これはこちらの勝手な想像である。本SV'eeが，「自己のカウンセリング能力にいつも不満足感がある。……（SVを受けることで）ちょっと気持ちが楽になり，少し自信もつく」ということを，SVを受ける理由にあげていることも探索期（この時期のSV'eeの支配的感情は自信と不安である）かと推測した根拠の1つである。

いずれにしても，そろそろ中堅どころになりつつあるSV'eeというところだろうか。

ならば，本ケースに則って，「SVを受ける理由」を具体的にあげてもらうよう指導されてはいかがだろうか。本ケースのどの点にどのような不満足感が残っているのか，どのセッションのどの場面でどのような不全感をもっているのか，この場面ではこのように対応しようと思っていたのにうまくできなかった等々を明確にすると，SV'eeにとってより有益なSVを行うことができる。

初心者ほど，SVを受ける理由（目的）が明確になっておらず，抽象的な目的（動機）でSVを受けに来る印象をもつ。おそらく，その原因は，初心者であるがゆえに，自身のカウンセリングを論理的に展望したり，適切な方法・水準でふり返ったりすることができないからだと思われる。そのようなSV'eeは，「SVで検討したいこと」に対して，「よくわかっていないので，気づいたことを教えてほしい」「次回はどのようにしたらいいと思いますか」というような大雑把で抽象的な質問をあげてくる。そういったSV'eeに対しては，SV'orからSV'eeの課題そのものを，直接，ていねいに指摘することが多い。それでも，そのようなSV'eeに「SVで検討したいこと」を必須事項として具体的にあげてくるよう指示し続ける。また，「SVで検討したいこと」を具体的にあげてくることの重要性も伝える。多くのSV'ee（初心者）は，そのうち，具体的な検討事項（たとえば，この場面でのこのやりとりで，今ひとつClの反応がよくなかったと感じる。それはこういうことが起きたのではないかと仮説を立てている。どのような対応が可能だったか，等々）をあげてくるようになる。

本SV'eeが探索期にあるとしたら，自身のカウンセリングを論理的に展望し，適切な方法・水準でふり返ることが可能と思われる。この「SVを受けた理由」に関して，本ケースにおいてより具体的な事項をあげてくることの重要性（つまりSV'eeが成長するために）を話し合うことも大切なSV'orの役割である。そして，SV'eeがあげてきた「検討したいこと」を中心にSVを展開していく。そうすることで，SV'eeのSVへの動機づけもより高まることが期待される。また，何より，SV'eeが自身のカウンセリングを客観的にふり返る習慣がつくようになる。探索期のSV'eeのSVを受ける目的が抽象的ということは，自身のカウンセリングを客観的にふり返っていないことに起因することが多い（客観的にふ

り返る能力があるにもかかわらず，そういった習慣がついていないことが多い）。

　ただし，探索期のSV'eeが提示してきた課題と，SV'orがアセスメントした
SV'eeの課題とが異なることもある。その場合は，SV'eeが提示してきた検討課
題の根拠やその理由を聴く。その後，SV'orがアセスメントした検討課題とと
もに，どちらがよりSVの対象としてSV'eeの成長に有益かを共に吟味する時間
をもつことになるだろう。SV'orが客観的な根拠をもち，かつ必要度の高い課
題であると判断した場合は，SV'orは指導者として，その課題を優先するべき
である。

2．SV'eeがSVに対して望むもの

　今まで，SV'orの「指導」に視点を置いて議論してきた。言わずもがなでは
あるが，「指導」と言っても，権威を笠に着て振りまわしてよいということに
はならない。先述したように，UKCPはSVに関する説明で，「明確な作業関係内」
であることを主張している。「明確な作業関係内」である以上，良い関係性が
前提となるのは自明の理である。

　SV'eeが価値を置いているSVは，安心感や受容感を感じられる，SV'orと対
等であると感じられる，SV'orとの協働作業や相互性が感じられる，新たな洞
察に発展できることである（Weaks, 2002）。SV'eeが，これらの感覚をもてる
SV'orとの関係性の前提の上での「指導」である。

3．SV'orの指導内容に対するコメント

　本指導内容が箇条書きで表記されているため，この指導内容にコメントする
ことは非常に難しい作業である。どのような客観的根拠をもって，どのような
意図で，どのような結果を期待してどのように指導したのか，SV'eeにどのよ
うなSV効果があったのかが，まったく記述されていないからである。

　たとえば，SV'orの「2．……1回目『大きな事件が起きなかった』のところ，
共感すべきところである」と指導されたようだ。なぜ，SV'orがそう判断され
たのかの根拠が記述されていないとコメントが難しい。

　「Clの感情にもう少しついていったほうがよい」というのが，SV'orの上述の
指摘の前提になっている。その1つの例として，「1回目『大きな事件が起き

なかった』のところ」をあげられたのだろう。

　本ケースのSV'orも次のようなSVをされておられて，しかし，本SV概要では紙面の関係上記述されていないだけかもしれないという可能性を横に置いておいて，議論をしてみよう。

　もし，筆者がSV'orなら，次のようにSVを展開していると思う。まず，前提として，筆者も「Clの感情にもう少しついていったほうがよい」と感じたとする。まずは，本カウンセリングのどの点でそう感じたのか，なぜそう感じたのかをある程度明らかにするだろう。その後，この件をSV'eeと話し合う。そして，単にケース概要のため詳細が記述されていないだけで，実際には「本SV'eeはClの感情にしっかりついていっていた」のか，やはり「あまりClの感情についていっていなかった」のかを明らかにするだろう。前者なら，ケース概要のため確認したのであり，「Clの感情にしっかりついていっていた」SV'eeを高く評価するメッセージを伝えるだろう。後者なら，SV'orの「あまりClの感情についていっていなかった」という印象を伝え，SV'orのその判断の適切性をSV'eeと話し合うだろう。そのやりとりの中で，「Clの感情についていく」ことの重要性を再認識してもらえるだろう。その後，なぜ「あまりClの感情についていっていなかった」のかを，SV'eeと話し合うだろう。なぜなら，本SV'eeは探索期（発達段階）と判断しており，「Clの感情についていく」ことの重要性は認識できており，実践できるはずだと判断しているからである。本SV'eeのそのときの何か個人的な理由によるものなのか，もしくはClとの関係性に関する何らかの事情で「Clの感情についていく」ことが難しかったのか，あるいは本SV'eeの行動パターン（癖）なのか等々が，判明されるだろう。判明した後は，その理由によって，適切な対応をしていくことになる。たとえば，Clとの関係性に関する何らかの事情であれば，その事情をSV'eeと話し合い明らかにしていくだろう。また，Clがまくし立てるように話す人であったとしたら，それへの適切な対応を話し合うだろう。

　ここでは，紙面の関係上，「SV'orの指導内容」の「2.」にのみコメントしてみた。

事例6 高ストレスの結果とワーク・ライフバランスの悩みを抱えていた女性

【クライエント】 J　女性，40代後半，短大卒　一般職，入社20余年，既婚
【家族】 夫（40代後半，研究職）　娘（中学生）
【主訴】 ストレスチェック結果で高ストレスの通知を受けて気がかりになり，心身の調子もすぐれないところがある。
【来談経緯】 ストレスチェックで高ストレスの結果通知を受け取った。ストレスチェック結果が出た後の対応として，事業所内における「医師の面接」と「心理職の相談対応」の利用があり，「心理職の相談対応」については，直接，自分で予約を入れて受けられることを知った。業務も半期の処理が終わり少し落ちついたので，思い切って予約をした。
【期間】 全1回（X年10月）
【場所】 事業所のカウンセリングルーム
【カウンセラー】 女性　月2回勤務，面接時間は50分（予約制）

【ストレスチェック結果】高ストレスの判定
① ストレスの原因と考えられる因子：心理的な仕事の負担（質）が高い
　　　　　　　　　　　　　　　　　心理的な仕事の負担（量）が高い
② ストレスによって起こる心身の反応：身体愁訴が高い
　　　　　　　　　　　　　　　　　　不安感が高い
　　　　　　　　　　　　　　　　　　抑うつ感が高い
③ ストレス反応に影響を与える他の因子：上司からのサポートがやや少ない

【面談経過】 予約時間に来室
1．導入
　あいさつと自己紹介をして，面談の目的と守秘義務，所要時間について説明した。その後すぐに，CLは自ら，ストレスチェック結果を「高ストレスの結果だったのです」といいながら提示した。ストレスチェックの実施日（約1か

月前）を確認し，見方，高ストレス結果について，CLに説明をした。また，高ストレス者と判定された理由と内容，改善することのメリットなどについても説明した。CLの状況は，ストレスチェック実施時よりも現状のほうが少し楽になっていることが確認できた。CLには，傾聴の基本的態度でかかわり，信頼関係の構築に努めた。

2．問題点の確認
　次の点を意識した。
①職場の人間関係
　ストレスチェック実施以降の業務・役割の変化の有無
　CLへのほかの労働者のサポート状況
②抑うつ症状等について把握
③そのほかの心身の状況：健康診断結果，生活状況，必要に応じてストレス関連疾患
　＊面談時には，今年度の健康診断結果はまだ出ていなかった。
　＊一般的なストレス関連疾患の経験はなかった。

（１）ストレスチェックの高ストレス結果と現状について，CLがどのように思っているかを話せるところからCLに自由に語ってもらった（以下，対話のポイントを示す）。
　CLから，ストレスチェック実施時は「疲れがとれない」「漠然とした不安が出てくる」「時に一生懸命にやっていることがばかばかしくなる」「なんだか悲しくて涙が出ることもある」という心身の状態が把握できる発言があった。当時の話をしている時は，目が潤み目頭を押さえるしぐさも見られた。CLは，ストレスチェック結果については，自分の当時の状態に合っていると述べた。そして，４月にまったく違う部門へ異動し，当初はとても不安であったことや，上司も同時に異動してきたばかりであったことが語られた。
　また，これまでも異動について自己申告ができる機会はあったが，子育てを優先するため異動は希望しない旨を提出してきていたことも語られた。
　当時は，目前の業務に追われていた上，日常生活に支障が出ていた感覚もな

かったため，自分が高ストレス状態でストレス対処が必要な状態にある自覚はなかったということだった。

COには，CLのストレスチェック結果にみられる「ストレスによって起こる心身の反応」の身体愁訴や不安感，抑うつ感が高いことが理解できるところであった。そして，職場の現状とCLが職場でもつストレス要因についても，具体的に理解できた。

CLは，ストレスチェック後の約1か月間で大きな変わりはないが，異動からちょうど半年が過ぎ，仕事の中で半期毎に処理すべき業務が終わったため一区切りできた思いがあり，ストレスチェック結果に出ていた「心理的な仕事の負担」や「心身の反応」は少し軽減されていると感じていると語った。

COには，CLの仕事の負担状況に少し変化があり，ストレスチェック実施時よりも「ストレスによって起こる心身の反応」の身体愁訴や不安感，抑うつ感も少し低くなっていることがとらえられた。ストレスチェック結果に出ていた「心理的な仕事の負担」や「心身の反応」が，ストレスチェック実施時にどの程度だったのかと，当時と比べて，今どのくらい軽減されているかを，COが具体的に理解できるよう語ってもらうかかわりを行い，CL自身にも，現状のストレス状態を認識してもらった。

CLは，4月に異動してからの状況や自らの状態をふり返りながら語るにつれ，今は新しい業務の流れを習得できつつある自分を実感することができた。そして，先々の予測がつく部分が増えてきていることにも気づいたりして，余裕が少し出てきたこと，自己裁量で仕事を進められる部分も増えてきたことが語られた。

（2）一方で，子育ての悩みがあることも語られた。反抗期を迎えつつある一人娘のことであった。

CLは，子育てについて語る中で「ちゃんとしないと……」という発言をくり返していた。反抗期を迎え，今までと違う娘の態度に最近は怒ることが多くなっていたとも語った。

COは，CLの子育てを完璧にしたいとの思いを受け止めるとともに，娘に対する支配的な姿勢を強く感じた。

反抗期の娘の態度に怒ることが多くなっていたCLの状況と，そのことを語る際に発せられたCLの怒りを受け止めていった。娘が次第にCLの思うようにならなくなってきたことへの不安な気持ちや，自分の知らない世界を娘がもつことへの寂しさの気持ちがあることも受け止められた。この語りの中で受け止められたCLの不安と寂しさの気持ちを明らかにして伝え返した。

CLは，自分自身が娘にしがみついて離れられていない心理的な状況への認識が深まっていった。不安はありながらも，娘との心理的距離がとれるようにしていきたいとの思いが語られた。

3．今後の目標設定・実行支援

CLと共に今後について（どのようにしていくか）を確認し，実行支援について話し合った。CLが，自己効力感をもつことができ，具体的な行動イメージができるように支援する。必要な勧奨や情報提供を行う。
・事業所内の「医師の面接」について説明
・心身の不調に対して，事業所内の「医師の面接」または医療機関の利用を勧奨
・子育てと職場の問題点の概要がとらえられたことから，カウンセリングについても説明と勧奨

【SVを受けた気づきと効果】

本事例の結果は，次のように整理できた。
〈職場の問題〉
・４月の人事異動でこれまでとまったく違う部門への異動
・業務の変化に対する不安や自信喪失
・初めての業務や新たな人間関係への戸惑い
〈子育ての問題〉
・娘との分離不安
・反抗期への理解不足
・母親として子育てに完璧主義の傾向
・日本の女性のライフステージに関連した女性特有の疾患とメンタルヘルス，

ホルモンバランスの変動とライフイベントとの関係について理解を深めていくことの重要性
・働く女性が抱えやすい 4 つのストレス課題の理解
　①職業人としてのストレス：職場の問題，キャリアの問題，雇用の問題，ハラスメントなど
　②配偶者としてのストレス：ワーク・ファミリー・コンフリクト（仕事と家庭の葛藤），結婚生活の問題など
　③母親としてのストレス：妊娠や出産で抱える問題，出産後の就業継続の問題，育児の問題など
　④子どもとしてのストレス：介護ストレスなど
・働く女性の仕事上のストレスとして，男女雇用機会均等法等で女性が活躍できる環境が促進されていく中で生まれている男女間における役割葛藤や役割負担などの問題があることを知り，これらの知識ももちながら現状把握に努めていくことの大切さ
・ストレスチェック結果は，職場のことのみを対象としたものであるが，高ストレスの理由が仕事上の理由だけではないことも理解しておくことの意味の大きさを再認識

　ストレスチェックで高ストレスと判定された場合には，その背景には仕事上のストレスだけでなく，男女それぞれの特有のストレスが存在することを忘れないようにして，丁寧な傾聴により，CLが，自己効力感をもつことができ，今後の具体的な行動イメージができるように支援するかかわりが大切である。そのためにも，まずは面談時間内だけでもCLが自由に安心して話ができる場になることが絶対条件である。
　そして，このようなストレスチェック結果の通知後の相談対応が進められていくには，高ストレス結果が決して自分のマイナスの評価にならないこととともに，反対にストレスチェック結果に対して自ら積極的に対処する行動がとれることで，自らの健康維持や増進につながることや，働く上で力強いサポートを得られるのだということを，各事業所ならびに個人に普及させていくことの重要性を再認識した。

その普及の中には，ストレスチェック結果の通知後の相談対応の実施効果も寄与していくことが含まれていることを産業カウンセラーとしては心にとめておきたい。

コメント 6 ストレスチェックがセルフケアの端緒となった事例

河野慶三

1．ストレスチェック制度と「メンタルヘルス指針」

ストレスチェック制度は，労働者個人に対して「労働者の心の健康の保持増進のための指針」（健康の保持増進のための指針公示第6号，「メンタルヘルス指針」と略称）が提示している「4つのケア」のうち「セルフケア」に，ストレスチェックの結果を活用することを求めている。

セルフケアは，周知のとおり，「自分の健康は自分で守る」という考えを身につけ，それを実行することである。セルフケアで大切なのは，「いつもと違う自分に気づく」ことである。この気づきがいつもと違うことの原因や背景となる要因を考えるきっかけとなる。それが明らかになれば，具体的な対処行動を起こすことができる。しかし，気づきがないといつもと違う状態がそのままになってしまい，対策が先延ばしされる。自分で考えてもよくわからないときは，周囲にいる家族・友人・同僚などで信頼できる人に話を聴いてもらう。話をすることによって，自分だけで考えたときには気づかなかった，いつもと違う状態に至ったプロセスやその背景要因に気づくことが少なくない。それでもうまくいかない場合は，話を聴く訓練を受け，経験を積んだ産業カウンセラー，公認心理師，保健師・看護師，医師などの専門家に相談する。

セルフケアは，自分の健康は自分で守ることであるが，必ずしも自分の力だけで守ることではない。ほかの人の力，社会制度が提供するサービスをうまく活用することも重要である。

事例Jは，ストレスチェックの結果を見て初めて自分が高ストレスであることを認識し，会社が提供するサービスであるメンタルヘルス相談を受けることにした。ストレスチェックの結果がJに気づきをもたらし，その気づきがJに

相談という行動を起こさせた。その意味で，Ｊはストレスチェック制度がセルフケアに直接役立った事例であるということができる。

　Ｊが所属している会社には，ストレスチェック制度で規定されている「医師による面接指導」とは別に「心理職の相談対応」の仕組みがあった。Ｊは心理職の相談対応を選択した。この選択によって，Ｊは医師による面接指導は受けないという意思表示をしたことになった。したがって，Ｊについては，ストレスチェック結果が事業者に開示されることはない。もちろん，相談したという事実と相談の結果も事業者には報告されない。個人情報の取扱いに違いがあるので，関係者はこの点を十分理解しておく必要がある。

　なお，Ｊの会社が提供している「心理職の相談対応」は，メンタルヘルス指針に基づいて事業者が行うメンタルヘルス対策の１つである。ストレスチェック制度は，メンタルヘルス指針で定められた仕組みが会社内にあり，それが機能していることを前提として設計されていることにあらためて注意を喚起しておきたい。

２．事例Ｊへの対処方針

　ストレスチェック後の医師による面接で把握したい事項はつぎのとおりである。この情報に基づいて，具体的な対処法を考えていく。
　①ストレスチェック結果（過去のストレスチェック結果との比較），結果に
　　対するＪの主観的な評価
　②面接指導時の心身の状態，ストレスチェック時の状態からの変化
　③ストレスチェック時の職場環境，業務内容，労働時間，勤怠の状況
　④いつもと違う状態になったプロセスとそれに対するＪの主観的な評価
　⑤Ｊの考えている対処法
　事例報告には，①～④についての情報が記述されている。その記述を整理するとおおよそつぎのとおりであった。

　Ｊは，いつもと違った状態にあることに，ストレスチェック時には気づいていなかった。しかし，ふり返ってみると。心身の状態がいつもと違っていたことは認識できた。ストレスチェックの結果がそれに気づかせてくれたことにな

る。

　背景にある職場要因として，４月に行われた人事異動があげられた。異動職場の管理監督者も新任で，不慣れな中で仕事をこなさなければならないという職場環境の問題があった。異動後６か月を経過した面談時点では，仕事にも慣れ，仕事の全体像が把握できてきたこと，負荷は減少しており体調も改善傾向にあることが自覚されていた。⑤に関連して，Ｊはこの職場要因に対しては特別な対策は不要と考えているようだ。

　背景にある職場外の要因として，反抗期にある一人娘との関係があげられた。これがストレスチェックの結果にどのように影響しているかはわからないが，心身の不安定な状態でこの問題に対処することが，Ｊにとって大きな負担であったことは容易に推測できる。Ｊは面談時に，娘に対して心理的な距離をとることを対策として考えている。

　50分１回の面談で，必要な情報はほぼ不足なく把握できており，産業カウンセラーとしての役割が果たせていると考えた。スーパービジョンによって面接のプロセスが整理され，その結果が反映された事例報告となった。

　産業カウンセラーの今後の対応としては，職場要因については一過性のものであったと考えてよさそうなので，３か月後頃に再面談をして状態を確認することで終了してよいと考える。Ｊが娘に対して心理的な距離をとることへの支援は大切であるが，これには時間がかかる。この問題に関しては，２か月に１回くらいの頻度で話を聴いていくことが必要だろう。

事例ストレスチェック後の面談

【クライエント】K　入社3年目20代の女性，正社員
　入社時より関連会社に出向。現場業務を研修する目的で地方都市の50人未満の関連会社で勤務。初めての一人暮らし。会社の寮に入居。
【家族】両親（共働き）と3人家族
【カウンセラー】女性　50代，親会社に嘱託で週3回勤務のシニア産業カウンセラー
【親会社産業医】L　産業医（精神科専門医），月に1日勤務，業務委託

　Kさんは，最初の新入社員研修から関連会社で行ったため，親会社でのメンタルヘルス対策についてはまったく知らないとのこと。関連会社では産業医はいるようだが，ストレスチェックは実施していない。
　親会社ではストレスチェックを法律に従い毎年1回実施。出向者にも実施してもらうようにWebで案内している。高ストレス判定されたもので産業医の面接指導を希望すれば，面談を実施している。本人の同意があれば，シニア産業カウンセラーも同席している（親会社は社員数2000人のサービス業）。

20××年6月
　Kさんは親会社からストレスチェックの案内がきたので，ふっとWebで回答してみたとのこと。高ストレスとの判定にびっくりし，よく意味もわからないが医師の面接指導を希望するにチェックを入れたとのこと。

20××年8月
　高ストレスで産業医面談を希望しているため，面接の案内をした。すると，「親会社に行くのに時間がかかる。なんと言って仕事を抜けていいのかわからない」と日程がなかなか決まらず，ストレスチェック記入の約2か月後に面談実施。
〈ストレスチェック後の産業医の面接指導〉（本人同意のもとカウンセラー同席）

仕事が忙しく，親会社からの出向なので，高いレベルの仕事が要求され，ミスが許されず，緊張感が強い。業務指導の際に直属の上司（独身男性）が自分の手などに触れることがあり，笑いながらちょっと困っていると報告。仕事ができる上司であり，尊敬しているとのこと。

最近は忙しさと緊張からか睡眠がしっかりとれていないので，睡眠がとれるようになりたいとのこと。心療内科を受診したいという希望もあり，産業医が女性の医師を紹介した。

以下は産業カウンセラーが面談や電話で聴き取りを実施。
20××年9月

心療内科受診。抑うつ状態と診断され，休職を勧められた。最近は食事もあまりとれなくなって体力的に厳しいが，突然休むとなると出向先の会社に迷惑をかけるため，薬で改善できればと思い，休まずにと医師にお願いしていたが，このころより急激に体調悪化して職場に行くことができなくなっていた。

そのため関連会社の部長に自分で報告した。その後，親会社と協議し，出向解除帰任。3か月程度病欠をとることとなった。また会社の寮を出て，実家に戻りたいということで引越しした。

20××年10月

実家に帰り食事もとれ，睡眠がとれるようになった。関連会社には戻ることはできないが，親会社であれば，少しでも早く復帰したいと，カウンセラーに連絡。産業医面談の1週間後カウンセラー面談を実施。

1回目面談

関連会社でいろいろな仕事を経験し，大変勉強になっているが，今の直属の上司と残業などで2人だけになった時に怖い思いをした。その上司は感情的な起伏が激しく，仕事のミスなどあると，激しいパワハラをしてくるので，恐怖でいつも笑ってごまかしてきた。

残業をしていて駅までの定期バスがない時は，上司の車に乗るように言ってくれるが，断ることもできないので，非常に怖い思いで乗っていた。なにかさ

れたわけではないが，とにかく怖かった。だれにも相談できなかった。今回実家に帰っても両親に心配かけるので，伝えていない。仕事が忙しくて体調を壊したと話している。実家に帰って体調がよくなり，これからのことを考えた時，5年間はその人と絶対に会わない。連絡がとれない場所の本社の部署に異動させてもらいたい。長く仕事を休むと両親，とくに母親に心配をかけるので早く復職したい。母親が病気で今休職している。母親を元気づけるために，ともかく早く復帰したい。

20××年11月

　本人の希望に沿い，早めにその上司が連絡をとれない部署に異動を決め，カウンセラー同席で復帰前産業医面談を実施した。本人の自覚としては80%回復したとのこと。以前のような頭痛，腹痛はない。ただし，外で食事ができない。食べようとすると，吐き気がある。まったく新しい仕事で自信がない。通勤時間が片道2時間以上かかるのが心配とのこと。それでは復帰を延期するか，異動先をさらに検討したらと言うと，「大丈夫です。頑張ります」。とにかく親，とくに母親に心配かけたくないので復帰したいとのことで，決めた日より慣らし勤務を開始することになった。約2か月の病気休暇となった。

　2回目面談　20××年12月（慣らし勤務開始2週間後の面談）
　業務に困難を感じる。この先この仕事ができるのか，非常に不安。帰りづらい。仕事が終わらない。周りの社員は自分が受けている就業上の措置について知らないと思う。普通に笑顔で接しているがつらい。さらに休むことになると困る。職場でだれに相談していいかわからない。男性の部長や課長には相談したくない。

　3回目面談　20×△年1月
　先輩の女性社員Ｉさん（40代）が担当になり，お休みの連絡，朝遅れる時や体調の悪い時の早帰りもその人に連絡することにした。職場のサポート体制が整ったが，相変わらず睡眠が浅く，吐き気がおさまらない。このころには薬をどんどん強くしていくが，症状が悪化しているため，主治医より仕事を休んで

はと勧められたとのこと。本人としては今仕事を休んだら，ほかのところに異動させられるのではないかと思うと不安。仕事はうまくできないが，Ｉさん中心にサポート体制もできている。何とか頑張りたい。

4回目面談　20×△年2月

　新しい部長に代わり，比較的若い男性のため不安。自分の体調のことなどどこまで知っているのか心配。体調は回復していないが，新部長に伝えてほしくない。最近は有料の特別急行の指定券をとり，朝なるべく早く出てきている。休んだら周りの目が怖い。自分自身が情けない。とにかく頑張りたい。

5回目面談　20×△年3月

　新事業の社内説明会と取引先企業への説明会があり，自分が何をするわけではないが，ますます体調不良になり，4日間仕事を休んでしまった。両手に発疹が出て，心療内科では緊張による手汗が原因ではないかと言われた。最近は週に1回心療内科，2週に1回皮膚科に通い，薬の量も大量になっている。食事の量は以前に比べ増えているが，吐き気が続いている。職場からも「日常的に休みが多く，体調が悪そうなので，もう一度少しゆっくり休み，体調を整えたほうがいい」と言われているが，休職してやっと慣れた職場から異動になるのかが非常に不安。
CO対応：主治医と再度相談してもらうことにした。

6回目面談　20×△年4月初旬

　主治医からも休むことを勧められたため，必ず現部署に戻ること，1か月程度休むことで折り合いをつけ，やっと何とか再び病欠に入った。薬はかなり減量し，仕事のことは考えず，積極的に外出し，軽い運動をしてみることが主治医より提案され，休みに入った。

　今回の休みから通院に母親が同行してくれている。母親は退院して，仕事は辞めた。往復の時間とくに話すこともないが，一緒に長くいることでほっとしたと言っていた。

7回目面談　20×△年4月下旬

　休んでよかったと思っている。吐き気，食欲不振はないが，動悸，ざわざわ感がまだ残っている。睡眠もかなり改善された。予定どおり5月より復帰したい。

　復職について主治医も産業医も了承した。

8回目面談　20×△年5月

　復帰して2週間後にカウンセラー同席で産業医面談を実施した。

　比較的順調だが，やや下降気味。眠りが浅くなったように思う。先輩のIさんがいる日は安心して早く帰ったりしている。休んでいた時のように歩くようにしたい。

9回目面談　20×△年7月

　よくならないといけないのに改善しない。朝がとくにつらい。特定の同僚の男性に強いストレスを感じる。以前のハラスメントを思い出してしまう。その人は何もしていないのに。仕事には何とか出てきており，7時間以上は働いているが，休日は1日寝ている。病院通いも続いている。

10回目面談　20×△年8月

　低め安定状態。笑いながら「とにかく仕事が終わらない。最近はこんな風に休みの日が通院や寝ていることで終わってしまうのが，もったいないなと思っている」と語る。

　時間もお金もばかにならない。気分転換というか自分にいいことをもっとしていければと思っている。歩くこと，呼吸法なども生活の中に取り入れたい。

【スーパービジョンについて】

　この事例では，2人のスーパーバイザーにスーパービジョンを受けた。精神科産業医には，ストレスチェック後のカウンセラーの面談の仕方について，とくに同席面接をするときの注意点を確認するため，臨床心理士には，クライエントが順調に回復せず，カウンセラーのかかわりについて課題もみつけたいこ

とから，スーパービジョンを受けた。

1．ストレスチェック後の高ストレス者に対する医師の面接指導に産業カウン
　セラーが同席する場合は，実施者と本人への同意が必要である。
2．1度目の復職のタイミング，慣らし勤務の配属先，通勤時間について，主
　治医・産業医と連携して慎重に行う必要がある。
3．とくに吐き気が残り，外で食事がとれない症状について，カウンセラーが
　どう考えるのか，この時期の復職をどのように支えていくのかを具体的に検
　討した。
4．笑顔でつらいことを話すKさんにカウンセラーが違和感をもち，Kさんを
　理解できなくなり，やや攻撃的な気持ちになっていないか，とのスーパーバ
　イザーの指摘（大きな気づきがあった）。カウンセラーがKさんの不安につ
　いてとことん付き合う。
5．Kさんの良いところをしっかりとみていく。
6．職場適応するためのコンサルテーションではなく，Kさんの無限の力をし
　っかりと信頼していく。面接の目標をKさんと話し合っていく。
7．面接の重要な部分からずれないこと。面接の大きな流れ。目標を見据えて
　いく。
　以上の点を中心に，厳しく優しく，各スーパーバイザーから指導いただいた。

コメント 7　スーパービジョンでは法制度面での的確な助言も必要

河野慶三

1．ストレスチェック制度運用上の問題

　入社と同時に子会社に出向させられたKが，入社3年目の6月に親会社が実
施したストレスチェックを初めて受けたところ，高ストレスで医師による面接
指導が必要と判定された。Kが医師による面接指導を希望したため，8月に法
令の規定に基づく産業医による面接指導が行われた。Kの同意を得て産業カウ
ンセラーがこの面談に同席した。

出向者の安全配慮義務の履行責任は出向先，出向元の双方にあるが，直接の対応は出向先が行う。したがって，Kからの医師による面接指導の申し出を受けて，親会社の「ストレスチェック制度担当者」は，子会社の人事担当者に連絡し，Kの勤怠，就業状況，職場環境などの情報を入手する必要があった。こうした情報がないと，医師による面接指導が的確に行えないからである。

　ちなみに，ストレスチェック制度担当者は，事業者の指名を受けて，ストレスチェック制度全般の管理を担当する者として位置づけられている。医師による面接指導に関して，事業者は表Ⅲ－1に示した11の事項を実施しなければならないが，その実行を担当しているのがストレスチェック制度担当者なのである（河野慶三監修：ストレスチェック制度担当者必携　中央労働災害防止協会，東京，2016.所収の小論，河野慶三：医師による面接指導とその結果にもとづく事後措置　から引用）。

　事例報告の20××年8月のところに，面接指導の段取りに時間がかかって面接の実施が遅れたとの記述があるが，これは面接指導の案内がルールどおりにされなかったことに起因している。ストレスチェック制度担当者が連絡する相手は子会社の人事担当者であって，K本人ではないからである。また，この事例報告では，面接の段取りをしたのが産業カウンセラーであるようにも読める。そうであるとすれば，産業カウンセラーがストレスチェック制度担当者として，事業者から事前に指名されていることが必要であった。

　ストレスチェック制度では，医師は，面接指導の結果を事業者に報告しなければならないことになっている。Kの場合は，医師の報告書を親会社のストレスチェック制度担当者が受け取り，それを子会社の人事担当者に伝える形になる。産業医の意見を実行する役割は子会社の管理監督者が担っているので，人事担当者はKの管理監督者と話し合い，その結果に基づいて，管理監督者が必要な就業上の措置を講じる。

　面接指導を担当する医師は，ストレスチェックの結果と面談時の健康状態を把握して，面談指導対象者を疾病管理のレールに乗せる必要があるかどうかを判断する。必要があれば，本人を説得して精神科・心療内科を受診させる。この場合は，紹介した医師の意見が得られるまで，就業上の措置に関する正式な

意見は書けないが，症状が重い事例については，産業医の判断で本人の同意を
とり，休務させることも必要となる。疾病管理の対象とならない場合であって，
何らかの就業上の措置が必要な事例については，職場環境に関する管理監督者
からの情報を得たうえで判断することになるので，ストレスチェック制度担当
者に管理監督者との面談をすみやかに設定してもらう。

　Kには睡眠障害があり，Kも心療内科受診を希望したので，産業医は心療内
科を紹介した。この段階では，産業医は事業者への報告はしていないようだ。

　産業医の面接指導に産業カウンセラーが同席することは，従業員の同意があ
れば問題ない。2回目以降の面談を産業カウンセラー単独で行うことも，産業
医の指示の範囲内であれば問題はない。この会社では，産業医は月1回，産業
カウンセラーは週3回勤務なので，役割を分担することは合理的である。

　Kは心療内科で抑うつ状態と診断され薬物治療を受けた。心療内科医からは
休務を勧められたが，Kは子会社に迷惑をかけると考え，医師の勧めに従わな
かった。しかし，その後体調がさらに悪化して出社困難となった。9月に，K
は管理監督者である子会社の部長に直接相談した。子会社は親会社と協議した。
親会社はKの出向を解除して，病気欠勤の措置をとった。

　親会社がKの出向を解除して病気欠勤の措置をとる過程で，産業医がどうか
かわったかは，この事例報告ではわからない。通常は，この段階で，会社は産
業医の意見を聞いているはずであり，ストレスチェック後の産業医面談の結果
の聴き取りも行われているはずである。病気欠勤の措置をとることによって，
親会社は，親会社としての安全配慮義務を果たしたことになる。

　ストレスチェック制度でみつかったメンタルヘルス不調者Kへの対応は，こ
れで一区切りである。これ以降の対応は職場復帰支援であり，ストレスチェッ
ク制度とは切り離して考えたほうがよい。

　ここまでのプロセスをふり返って最も残念なのは，ストレスチェックの結果
に基づく就業上の措置が，病気欠勤になるまで適切に行われていないことであ
る。

　産業カウンセラーに対するスーパービジョンでは，法制度の的確な理解に基

づく活動を指導することもスーパーバイザーの大切な役割である。この報告事例には，すでに指摘したように，ストレスチェック制度の運用に問題があるので，その面での指導が必要であった。

2．Kへの対処方針

　Kの事例性は出社できないこと，出社しても与えられた業務を確実に遂行できないことなので，めざすべきはこの事例性を解消することである。
　この事例報告を読んでよくわからないことを列挙してみる。
　①主治医の治療方針
　②職場復帰に向けた産業医の方針
　③産業カウンセラーがしたいと考えているKに対する支援の具体的な内容
　④主治医，産業医，産業カウンセラーの連携の仕方
　⑤Kが困っている問題は何？　ハラスメント？
　産業カウンセラーはKへの対応に困難を感じている様子であるが，その理由は，①②が明確でなく，③④が決められないことだろう。
　報告されている限られた情報から判断すると，Kは抑うつ型の適応障害である可能性が高いが，重要なのはその背後にあるストレス要因が何かということである。
　Kが抱えている問題は，経過からみて，直属の上司との関係である可能性が高い。Kはそのことを本人の意思で家族には話していない。恐怖の対象がはじめは直属の男性上司のみであったが，後には男性全体に汎化した。上司に抱くKの恐怖の表現が，20××年8月に比べて20××年10月には明らかに強くなっている。「5年間その人と絶対会わない部署」への配置を希望という回避行動も生じている。産業カウンセラーを困惑させた，Kが感じている強い恐怖を笑ってごまかしてきたという発言にも確かに違和感がある。このよう状態は，Kがまだ本当に怖かった体験を一部しか開示していないこと，すなわち，体験の全体像の話ができる状態になっていないことを推測させる。そうだとすると，Kがこの問題を処理できるまで，表現型は変わることがあっても，メンタルヘルス不調が続く可能性がある。
　そうした判断を前提とするならば，事例性の解消をめざした，職場復帰を積

極的に進める方針を前面に出すことには，Kを混乱させる危険性がある。結論は必然的に，Kが恐怖体験の全容を話すことができるようになるまで待つことになるだろう。④について言えば，その方向を主治医，産業医，産業カウンセラーが共有をしたうえで，その日が来るまで産業カウンセラーがKに寄り添っていくという方針を決めることになるのではないかと考える。ただ，労働契約には時間的な制約があることが現実であり，いつまでも待つことは許されない。病気欠勤をくり返すといった事態が生じると，時間切れになることも頭に入れておく必要がある。

　産業カウンセリングは労働契約下で働く者を対象とした活動であるが，産業カウンセラーが事業者との契約に基づいて労働者にサービスを提供する場合と，労働者との直接契約に基づいてサービスを提供する場合とでは活動の範囲が異なる。後者の場合は労働者の求めに応じた自由な活動ができるが，前者の場合の産業カウンセリングは，労働契約に縛られており，その範囲を超えて機能することはできない。

表III-1　ストレスチェック制度担当者の役割

1）面接指導を行う医師をあらかじめ決めておく。

　産業医契約をしている医師であることが望ましいが，労働者のメンタルヘルスに詳しい医師でもよい。

2）面接指導の申し出の方法を受検労働者に周知しておく。

　面接指導の申し出をするかどうかは労働者本人の意思によること，申し出を行うとストレスチェック結果が事業者に開示されることも合わせて知らせる必要がある。

3）申し出を行った労働者が面接指導の対象者であることを確認する。

　ストレスチェック結果報告書を本人から提出してもらうことが原則である（これが開示の具体的な意思表示となる）。

4）面接指導日時，場所の調整を行い，労働者に連絡する。

　面接指導は，労働者からの申し出後遅滞なく行う（遅くとも1か月を超えないこと）。初回の面接指導時間は，面接記録作成の時間を含めて60分程度を確保する。

　個人情報管理上，面接場所では医師と労働者の2人きりになるので，万一のトラブルに備え，ストレスチェック制度担当者などにすぐに連絡がとれるようにしておくことが必要である。継続面接のことを考慮すると，本人の同意のもとに保健師・看護師，産業カウンセラー，心理相談担当者などをはじめから同席させ，情報の共有をしておくのもよい方法である。

　なお，面接指導は勤務時間中に行うことが原則であり，その費用は事業者が負担する（外部の医師に依頼する場合も保険診療にしてはならない）。

5）直属の管理監督者に限定して面接指導実施に関する情報提供を行う。

　勤怠管理上，面接指導が行われる日時と場所を直属の管理監督者が知っていることが必要である。

6）面接指導を行った医師からの報告と意見具申を必ず書面または電磁記録で受け取る。

　医師からの報告と意見は，面接指導が的確に行われたことを確認し，事業者が労働者と事後措置について話し合うための重要な情報なので，必ず書面または電磁記録で受け取る。医師からの口頭や電話での話をメモしたものでは不十分である。

　面接指導を行う医師は，意見を述べる前提として，面接の際に労働者から聴き取った話の内容が事実をどの程度反映しているかを確認する必要がある。労働者が管理監督者に状況をどの程度話しているかを確認したうえで，「管理監督者があなたの困っている状況をどの程度わかっているかを知りたい」旨を労働者に告げて口頭での同意をとり，管理監督者の意見を聴く。問題の内容が管理監督者に直接かかわるものである場合は，その上級の管理監督者の話を聴くことになる。この手順を踏んでいない意見書は一方的な内容となる可能性が高いので，意見書としての適格性に欠ける。

7）意見具申の内容をどう具体化するかについて労働者と話し合う。その結果に基づいて措置に関する事業者としての意思決定を行う。

　このプロセスでは，労働者がその措置に納得することを重視しなければならない。そう

しないと，ストレスチェックの結果を事業者が悪用したという思いを労働者が抱くおそれがある。また，現場を預かる管理監督者の理解を得ることも欠かせない。措置の内容によっては，人事担当者との調整が必要となる。こうした広がりが生じるので，情報をどこまで開示するかについての具体的な検討をしなければならない。

8）決定事項について，面接指導を実施した医師に伝える。面接指導を実施した医師が事業所の産業医でない場合は，産業医ともその結果を共有しておく。

　　労働安全衛生法第66条の10第6項は，医師の意見を衛生委員会に報告することも求めている。

9）就業上の措置に関してその経過観察が必要な労働者については，産業医もしくは面接指導を行った医師による継続面接を実施し，措置のあり方について意見を求める。

　　継続面接については，その一部を保健師・看護師，産業カウンセラー，心理相談担当者などに担当させ，その情報に基づいて医師が意見を述べることも可能である。

10）労働者から提出されたストレスチェック結果，医師による面接指導結果，事業者が行った事後措置の記録を作成し，5年間保存する。この記録は電磁記録でもよい。

　　この記録には事業者がアクセスできる。しかし，機微な個人情報であることにはかわりはないので，アクセス権をもつ者を限定しておかなければならない。たとえば，ストレスチェック実施者やストレスチェック事務従事者は，医師による面接指導結果，事業者が行った事後措置の記録にアクセスすることが自動的にはできない。その必要があるなら，あらかじめそれを可とすることを決めておかなければならない。

11）1年に1回，労働基準監督署に結果報告を行う。結果報告は国が定めた書式で行う。

　　書式には面接指導を受けた労働者数を記入する欄がある。ここには，法令の規定に基づき本人の意思で医師による面接指導を受けることを事業者に申し出た労働者のみの人数を書くこととされている。

IV 章

スーパービジョンの実際
— 「産業現場」の視点から

IV章のねらい

　本章では，実務家であるカウンセラーとして筆者の体験から，同じ道を歩むみなさんに伝えたいことを記した。

　スーパービジョンを受けたことのないカウンセラー，カウンセラーの仕事に就こうとしている方，カウンセリングのプロセスに関心がある方を含めて，産業カウンセリングの領域や産業カウンセラーの素地として知っておきたいこと，知っていると役立つことを述べている。とくに，クライエントを理解することの難しさを踏まえ，クライエントの支援にあたってカウンセラーの立ち位置を確認したいときに考える要素を取り上げた。

スーパービジョンの受け方と産業カウンセリングに関する理解

渋谷武子

　産業カウンセリングの仕事に初めて従事したとき，さらに数年の経験後であっても，産業カウンセラーの先輩がいて教えてもらえるなどの，いわゆるOJTを受けられる環境は少ないのが現状である。

　しかし，わからないことがあればその疑問・問題を解決する方法として，スーパービジョンがある。スーパービジョンを受けることによって，カウンセラーとしてスキルアップすることができる。スーパービジョンの受け方には，個人スーパービジョンとグループスーパービジョンがある。

　ここでは産業カウンセリングの領域でスーパービジョンを受けたいと思うときの予備知識的なことを取り上げる。

(1) スーパーバイザーを探す

　産業カウンセラー養成講座を受けて受験し，産業カウンセラー資格を取得したこと，さらに研修，受験を経て一段上のシニア産業カウンセラー資格をとるということと，産業カウンセリングの領域でカウンセラーとして実務に就くという現実の役割の間にはかなり大きなギャップがある。それは10年前に資格をとっていても，カウンセラーの職に就くのが初めてなら「新米です」と言い，経験を積んだカウンセラーに対して「ベテラン」と言うときに現れている。

　産業領域で，実践者（プロフェッショナル）であるカウンセラーとして力をつけたいと思ったときには，産業領域の知識にも通じているベテランカウンセラー（スーパーバイザー）に指導を求めることに良さがあるだろう。それは，当然のことだが，スーパーバイザーの専門領域によって視点が異なる場合があるからである。

(2) カウンセリングの対象・領域

　カウンセリングの対象がわかりやすい定義を2つ紹介する。
　1)「カウンセリングとは，言語的および非言語的コミュニケーションを通し

て，相手の行動の変容を試みる人間関係である」（國分，1981）

「問題をかかえた健常者及び問題を持っているわけではないが今よりもさらに成長したい健常者を主たる対象にするものである」「健常者とは現実原則に従いつつ快楽原則を満たしている人という意味である」（國分，1998）

2)「カウンセリングとは，自分の直面している問題を解決することが困難な人（クライエントと呼ぶことにする）に対して，カウンセリングの専門的訓練を受けたカウンセラーが，その人の問題解決に相談，援助，助言をしたり，あるいはその人の人間的発達を助成しようとすることである」（松原，1988）

大方の人は身近な人に相談したり，自分で考えたりして悩みごとを解決していくが，それでもなお困っているときに初めてカウンセリングに行くという選択がなされる。その来談者の状況の認識がカウンセラーにとっては大事であり，だからカウンセラーは専門職である訓練を受け続ける努力が必要なのだと，筆者は納得した。

次に，カウンセリング心理学の定義にある"健常者"についての理解を深めることとする。

産業カウンセラーの職域として対象となる主な領域について理解することは，自分のできる範囲を知ることであり，そしてできない範囲を知ってリファーをするなどの対応につなげることである。

公認心理師制度ができた現在は，関係他職種との連携が必要であるが，まず知っておくべきことは，産業カウンセラーの枠といったことである。なぜなら，専門性の範囲を踏まえて協同・協働が成り立つからである。

前田（1994）は診断と見立てに関して，「精神分析的にみて，心の病理は大まかに3種類に分けられる。それは自我の成熟度（健康の度合い）が規準となる」とし，3種類とは，「悩み」の種類と治療によって「健常的」「神経症的」「精神病的」であると述べている。

カウンセリングの対象（人）になる中心領域はこの分け方では産業カウンセリングの場に「健常的」な人となる。健常的な心のありよう・成熟した自我の特徴として，不安に対して，客観的・現実的・意識的な力動が働くことが規準となる（無意識的な部分もあるが）（前田，1994）。

IV章 スーパービジョンの実際―「産業現場」の視点から

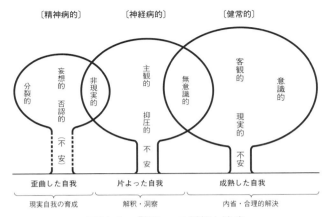

図IV-1 「悩み」の種類と治療

精神分析的にみて，心の病理は大まかに3種類に分けられる。それは自我の成熟度（健康の程度）が基準となる。

歪んだ自我……自我の分裂を中心とした原始的防衛メカニズム：重篤な自我歪曲や発達停止の状態：人生の最早期における基底欠損が考えられるレベル：部分対象関係しかもてない部分的（断片的）自己。

片よった自我……自我の中核は統合しているが，抑圧を中心とした幼児期の過剰な防衛メカニズムの硬い性格形成の片より：一応は全体対象関係がもてるような全体的自己はできている。

(前田，1994，p.55より作成)

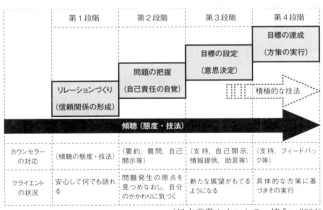

(日本産業カウンセラー協会，2004)

図IV-2 カウンセリングの各段階

＊本図は2004年より『産業カウンセラー養成講座テキスト』に掲載されている協会の財産というべきものである。当時のテキスト編集代表の1人山田豊氏を中心に作成された。代表的なカウンセリング・プロセスのモデルに國分康孝の「コーヒーカップ理論」があるが，その発展系の印象である。

161

また前田（1978）は，フロイトやエリクソンらの自我（人格）形成の理論による「自我の強さをみてゆく上での示標」として，現実吟味能力，欲求阻止への忍耐度，適切な自我防衛，安定性と統合性，柔軟性，自我同一性の確立をあげている。これら，「自我の健康な側面からの主な要因」のほかにも客観性，活動性，協調性，のんきさなどもあるとしている。

　この示標は「診断と見立て」に関しての説明となっているが，ここではカウンセリング・プロセスの第2段階「問題の把握」（図IV-2）に応用できる資料として引用した。産業カウンセリングの対象である健常者が問題を抱えたときに，何がいつもと変化しているのか，弱っているのかを把握する具体的な示標にできると思われる。

　近年，人間の心のあり方を，「生物的－心理的－社会的」（ここにスーパー，D.E.は「経済的」視点を入れている）観点から多角的にとらえる流れにある。クライエントの置かれている状況を，「生物的－心理的－社会的・経済的」な観点から見たとき，この示標のどれかに眼が向くかもしれない。行動変容にいたる心理的な側面でのカウンセリングの支援に活かせるであろう。

　このような示標を見るときに，前田は「現実的には，完全な成熟や自我の健康というものは考えられるものではなく，それらはあくまで一つの理想像である。ここで，自我の強さ弱さという場合，それは相対的なものにすぎない」とカウンセラーの姿勢に対して注意を促している。忘れてはならないことである。

(3)産業カウンセリングの対象・領域

　産業カウンセリングの事例を見ると，産業領域の知識を多少とももっていることがクライエント理解の役に立つことがわかる。たとえば，日本産業カウンセラー協会の最初の事例集である『そうだ！相談に行こう!!』（日本産業カウンセラー協会，1995）に収載された事例の題を見ると，「会社をやめたい」「職業アイデンティティー」「燃え尽き症候群」「単身赴任余波」「昇進・エリート社員の挫折」「出向」「職場の中で理解されない」などがあり，産業カウンセラーが出合いやすい事例あるいは産業カウンセラーの「特殊性」としてまとめられている。これらは平成3〜6年の事例だが，現在でも同じような事例がある。

　カウンセラーの基本的な対応姿勢は変わらなくても，クライエントの思考・

感情・行動のあり方は社会の変化から影響を受けている面があるので，クライエントの話を理解するには社会状況にアンテナを張る必要がある。

たとえば，バブル期に就職した人と，氷河期（度々あるが）の正社員採用が50%以下の厳しい状況を経験した人とでは，同じ就職活動の話でも時代の影響を抜きに傾聴できない。災害と復興，企業丸ごと他地域への移転など社会的な出来事の影響も大きい。社会的・経済的な面をも視野に入れることは産業カウンセリングの特徴であろう。

クライエントの「解決したい」「成長したい」との相談内容に対して，各々の歴史をもつクライエントにとっての"今"につきあうので，次のようなアンテナを張りたい。

法律の変化（男女雇用機会均等法や労働者派遣法，労働安全衛生法ほか）

経済の波・流れ，企業のありようと合理化や変化

賃金の変化や労働者雇用と景気の良し悪し

家族問題の時流，教育政策などの変化

現在であれば，働き方改革やストレスチェックなどにも関心をもっていたい。

アンテナを張ると，いつの間にか何をチェックするとよいかの勘が働くようになるだろう。カウンセラーがクライエントの話を聴きながら必要だと思ったときや，スーパービジョンを受けて心理的な側面を刺激している事柄の中に社会状況があるとわかったときに，にわかに勉強するのもよいし，場合によってはクライエントに教えてもらうのもよいだろう（クライエントが自分の置かれた状況について話しながら，徐々に客観的な視点になり，俯瞰的なとらえ方で話をしていくときがある。話しながら自分を取り戻していくクライエントに接しているのである）。

産業カウンセラー養成講座では，傾聴の実習に力を入れるとともに，多岐にわたる理論学習を行う。心理学やカウンセリング理論のほかに，産業組織心理学，産業社会の動向と働く意識の変化，人事労務管理の基礎知識，人材マネジメント，職場のメンタルヘルスに関することなど多くを学ぶ（日本産業カウンセラー協会，2017）。

生涯発達心理学，教育心理学なども産業カウンセリングの近接領域であり，社会心理学や文化人類学なども役に立つ。

カウンセリング心理学の学びを深めること，心理療法を学ぶこととともに，現場の専門職として産業カウンセラーの領域に役立つものをここでは取り上げた。

（4）適応・不適応という視点でとらえた産業カウンセリングの領域・種類

　人は，社会・職場・学校・家庭でそれなりに適応しながら生活をしているが，困っているときがある（不適応）。また，どうにか適応していても，よりよい方向をめざしたい，成長したいという建設的な欲求で模索しているときもある。不安に思うことに対しての予防的な相談をしたいときもある。

　産業カウンセリングの領域の中心は「健常的」な範囲である。「健常的」な範囲は，カウンセリングを求める主たる目的によって，次のように分けることができる。この分類は，カウンセラーの問題把握に必要である（國分，1998）。

　1）問題を抱えた人への問題解決に向けての「カウンセリング」
　2）今の自分より成長したい欲求などの「建設的カウンセリング」
　3）「予防のカウンセリング」

　具体例を2つあげる。
　今の自分より成長したい欲求などの「建設的カウンセリング」

　この場合でも通常，クライエントが「『建設的カウンセリング』を受けたい」と言ってくることはない。今の自分よりよくなりたい，成長したいなどの欲求があるとき，年齢にかかわらず前向きな生き方を模索しているとき，「建設的カウンセリング」だといえるだろう。

　たとえば，「このごろ，このままでいいのかと考えるときがよくあるんですよ。今の仕事に不満があるわけではないし，居心地もいい。それに何かしたいものがあるわけでもないから……」とクライエントが話すとしよう。

　「このままでいいのか」にカウンセラーが反応したらどうか，クライエントの今の感情を理解しようとしたらどうだろう，“なんとなくもやもやしている？”とかかわればよいのか等々と思いつつ，なんらかの応答をしたとしよう。

　話しているうちに「このままでいいのか」が「何かしたい」になってきて，初めて「何をしようか」に進んでいくとき，「建設的カウンセリング」になっ

ている。

「建設的カウンセリング」は，漠然とした希望・欲求の明確化，キャリアデザインや生き方の志向など，具体的な方向性や実現に向けての展望を得ることなどが目的になる。そして行動を伴いながら，本来の（健常な）自分を取り戻す過程である。

このプロセスの途中で，カウンセラーが体験学習の講座や構成的グループエンカウンターの利用を提案または情報の提供をすることがある。カウンセラーがスーパービジョンを受けていることで，提供につながるかもしれない（encounterとは"出会い""心と心のふれあい"を意味する）。

「予防のカウンセリング」

組織の中の異動や転勤に関する種々の準備や心構えなどは，「予防のカウンセリング」としてかかわられることがよくある。たとえば，転勤をスムーズに進めたい思いのクライエントに，クライエントは自分のことで一杯であっても，家族も初めての土地に行くことになった場合には，子どもの転校などへの配慮として土地勘を育てることが不安を薄めることになると伝えたり，子どもたちが動ける範囲には自転車で（車ではなく）家族でまわることを勧める。こうしたことをカウンセラーから伝えると，クライエントの連想が広がり実際の行動につながることがある。

転勤が決まると，引継ぎの仕事も抱えているかもしれない。新たな勤務地への挨拶と現職の仕事の区切りの付け方は意外に難しい。意識のもち方や無理をしないこと，目標を最初から高くしないことなど，メンタルヘルス不調にならないための予防の話は種々あり，クライエントの主体性を重んじた話し合いが有効だろう。

クライエントが意識している不安材料については，カウンセリングの中で話し合うことができる。苦手な人間関係，新しい上司のやり方に合わせるには，といったことでの予防のカウンセリングを申し込む人もいる。

企業によっては，異動後スムーズに行くように，転勤者の面談を設定している。このような面談も予防のカウンセリングである。海外への異動は，行くときも戻るときも仕事以外の問題があり，異文化への適応が早い人もいれば合わ

ないで悩む人もいてさまざまである（異文化への適応が早い人は帰国後に悩むことがある）。国内の異動でも地域の文化の違いは大きく，自分の"当たり前"が通じないことにぶつかる経験をしている。これらの溜まっている違和感を話す時間を作ることに意味がある。

　産業カウンセリングは対象年齢が広いので，もう1つのテーマをあげておきたい。人生にはたびたび節目がある。トランジションと言ったり，厄年ととらえたり，生涯発達段階などの見方もある。ユングのライフサイクル論のように人生の前半と後半では目標が異なること（岡本，1997），エリクソン（Erikson, E.H.）のライフサイクル論（個体発達分化論・漸成説（鑪，1990））など，成人後の節目の課題にクライエントの話を聴きながら気づくことがある。カウンセラーが気づけばクライエントに話してみるとよいし，スーパーバイザーが気づけばスーパービジョンの中で話題に載せるとよい。節目を乗り越えるテーマは，建設的カウンセリングにも予防のカウンセリングにもなり得る。

　職場に限らず，人間関係などでコミュニケーションがうまくとれないと悩むことがある。本人が望ましいと思う方向へのトレーニング，たとえばアサーティブコミュニケーションなどの練習がある。
　クライエントが抱えている問題が，ライフサイクル上の課題かもしれないという視点をもち，生きにくさから生きやすさへの転換に何が役立ちそうか（たとえば考え方のクセや傾向を変えるなど）を模索するカウンセリングは，結果的に予防的にもなり建設的にもなり，クライエントの成長にかかわることになるだろう。そして，これらのクライエントと話し合う内容について，カウンセラーはスーパービジョンを受けながら支援の幅を広げていく。

　産業カウンセリングの領域では，治療（cure）ではなく，問題の解決・問題の予防・行動の変容などを志向する支援（care）を行う。産業カウンセラーは，問題の「疾病性」（illness）ではなく「事例性」（caseness）を重視する。
　適応と不適応という視点も病理とは異なる見方となる。社会適応について注目すると，人が不適応状態になった場合には適応に向かう支援としての専門的

IV章　スーパービジョンの実際―「産業現場」の視点から

な療法を用いたカウンセリングをすることが多く，方法としてコンサルテーションなども含む。

(5)いつ，どんなときにスーパービジョンを受けるか

　カウンセラーとして実際に仕事についた初期の頃と，ある程度経験を積み上げてきた中堅以後とでは，スーパービジョンの受け方や内容は異なる。

　初期の頃は，1つの事例について「問題の把握」や「目標設定」ができるまで数回受け，さらに，終結までのプロセスをふり返るスーパービジョンを受けるとよい。その理由は，クライエントを理解するために傾聴に努めているのが精一杯でありながら，一方でクライエントが抱えてきた問題の理解とクライエントが望んでいる方向を共有していくプロセスはできていたのかというふり返りが必要だからである。また自分のカウンセリングについてのスーパービジョンを受けながら，カウンセラーの職務に慣れる機会が得られるからである。

　スーパーバイザーは，初心者に対して教育的なコンサルテーションを入れることになるであろう。

　1回でカウンセリングが終わったときも，クライエントが納得できた終結なのか，そうではない終結になってしまったのかを学ぶチャンスである。ケースをふり返るスーパービジョンは，カウンセラーとしての応答の傾向やクライエントへの確認や要約やフィードバックの足りなさ・過剰などに気づくことで，カウンセラーとしての成長に役立つ。

　スーパービジョンを受ける目的が，クライエントに次回の面接でどのようにかかわっていけばよいのかをつかみたい，クライエントの問題把握について検討したい，目標の設定やかかわり方の見直しをしたいなどのときは，経験の長短にかかわらず，スーパービジョンを受けたい状況，スーパービジョンを受けたほうがよい状況にあると思う。

　近年，筆者は，カウンセリングと心理臨床との違いがあいまいになっているようにも感じるが，産業カウンセリングの領域はカウンセリング心理学の側に入るとの認識で書いている。平成4年から14年まで旧労働省の認定資格であっ

た産業カウンセラー（初級，中級，上級）の養成について改革を進めたときに日本産業カウンセラー協会の副会長でもあった國分康孝は，実習に力を入れていたカリキュラムの中に，「リサーチ」の学習（さわり程度だが）を加えた。このことは，カウンセリング心理学は科学（リサーチ）の面と実践（プロフェショナル）の面の２つを有しているが，日本産業カウンセラー協会は実践者の集団としてリサーチ（研究）にも眼を向けるように示唆されたと考えている。

2 プロセスの学び・問題の把握と目標の設定

　本書Ⅱ章では，問題の把握やアセスメントに役立つ，こころのメカニズムや心理テストに関して学ぶことができる。ここでは「問題の把握」「目標の設定」とは何をすることかを，産業カウンセリングの現場に即して考えていきたい。
　臨床心理士資格ができたとき，「臨床心理士の仕事はアセスメントと面接が両輪であり，どちらも大切である」と言われた。産業カウンセラーの場合，心理テストは，必要になったときや目的に合わせて効果的な方法として実施していることが多いと思われる。つまり，産業カウンセラーの心理アセスメントは，面接法・観察法から始まることが多いという前提で，「問題の把握」について考える。

(1) スーパービジョンを受けるときの目的の１つめ「クライエントの問題の把握」（第２段階）
　「問題の把握」とは，クライエントの話を傾聴しながら，クライエントは何を問題だと言っているのか，感じているのか，思っているのかを，把握する作業である。
　カウンセラーになるときには，なんらかの問題を解決したいという目的をもって来るクライエント（来談者）に対して，カウンセラーとして何を支援したらよいのかという目標を整理し確認していく作業について学習しているはずである。しかし，カウンセリングの実務について面接を担当して初めて，どの問

題と取り組むのか（またクライエントが取り組みたいと思っているのか）悩む
ともいえる。

　さらに，クライエントがカウンセリングを受けたいと思ったきっかけである
ことを主訴ととらえても，面接を重ねるたびに具体的な話題がいろいろ出てく
ると，問題の中心は前回までに語られたことではなく，今話されていることが
主訴ではないかと疑問になったりする。この項では産業カウンセラーの仕事に
就いた初期の状況にある人を想定して共通理解にしたいことを述べる。

　「主訴」とは，カウンセリングを受けに来た人（クライエント）が，「どんな
ことで相談にいらっしゃいましたか」などの問いかけに，クライエントが述べ
た内容や理由である。

　平木は，「主訴にはクライエントが最も気になっていること，問題としてい
ること，繰り返し考えたこと，解決の試み，援助の必要などが凝縮されている」
と述べている（平木，1997）。主訴が解決すると終われるといわれるぐらい，
カウンセリングの経過の中では次々異なる話題が出てきても，主訴とのつなが
りが見えてくることがよくある。つまり主訴は変わらないのである。

　主訴が解決した後で，「新しい内容の相談をしたい」と申し込まれたら，そ
れは新たな問題・新たな主訴としてとらえるのが契約の概念には合っている。
実際のカウンセリングは継続という形態をとっているとしても，クライエント
が「今まで話してきた問題は解決できた」「整理できている自分の認識をもつ」
ことを意識することに意味がある。

　クライエントの話を傾聴していると，強く訴える事柄や感情が出てくるとき
がある。それらも1つひとつクライエントが問題と訴えているものだろう。そ
のときカウンセラーは応答して，問題と考えていいこと，クライエントにとっ
て大事な大変なことであるのをクライエントに確認しながら，クライエントの
抱えている問題をカウンセリングの場で共有していくのだと思う。問題を整理
しながら面接が進むと，さらにいくつも問題と思えることが出てくるかもしれ
ない。面接の中で，「ここまでのお話で，これれの問題をお聴きしましたが，
ほかにはありませんか？」と尋ねるのもいい。面接記録を書くときに列挙して

みると，これが具体的な問題の把握だと納得できると思う。

　これで主訴と，クライエントが強く訴えているいくつかの問題が整理されたことになる。ただ継続した面接のたびに問題が増えたり減ったりする。

　もう1つ，カウンセラーが感じるクライエントの問題がある。面接中の観察や話の内容から，クライエントは気づいていないが，カウンセラーが課題にしたくなるような問題や特徴が浮かんでくることがある。性格やタイプ，姿勢や動作のクセなど，この中にはクライエントは問題にすることを拒否するものもあるかもしれない。また，今扱うことがよいか早すぎるかのカウンセラーとしての判断の課題もある。

　クライエントの性格やクセなどが気になるときに，イーガンの「問題状況」ととらえる考え方・視点が役に立つだろう。

　イーガン：「クライエントは危機的状況，悩み，疑惑，困難，挫折，気がかりなどがあるので，カウンセリングを受けにやってくる。これらは一般的に『問題』と呼ばれることが多いが，算数の問題のように割り切れるものではない。感情が渦巻いており，明快な答えが得られるようなものではない。クライエントが直面するのは問題ではなく，『問題状況』なのである」（イーガン,G., 1998）

Column

傾聴とはlistening＋responseである

　傾聴の練習は，日本では「聴く」ことが重視されているが，ロジャーズに学んだ柘植明子先生から筆者は，「傾聴とはlistening＋responseである」と習った。聴いたことに対しresponsibility（責任）をもって応答・反応することであって，"自分の理解があっているかどうかを確認するために"応答をする。カウンセリングでの聴く大事さ，「積極的傾聴法」といわれる所以である。そして，話の内容・事柄を聞くと共に，話し手から伝わる感情が聴こえたら，共感的に理解し伝え返す。この「聴く」ことが難しいので，練習を積み重ねるのである。

（2）スーパービジョンを受ける目的の２つめ「目標の設定」（第３段階）

　問題を列挙してみると，内容に重い軽いがあることや，すぐ取りかかれそうなものと，一筋縄ではいかないと思えるもの，緊急性のあるものと，ゆっくり取りかかってもいいものなどの，違いが見えてくるかもしれない（１回目ですべてわかるわけではない）。

　そこで，何から取り組もうかという「目標の設定」の段階に入る。クライエントの意思を尊重するのだが，カウンセラーとしても考えておくほうが安心である。まず取り組む順番を考えることになる。緊急性の判断を除けば，クライエントの意思を尊重する。緊急性があるものはカウンセラーから（クライエントから）の説明後，双方の納得のうえで進める（例：身体的症状がある場合，医者の治療を勧める。破産の状態にある相談の場合は先に法律的相談を勧めるなど）。

　「目標の設定」をしたいと思っても優先順位が決められないかもしれない。クライエントが話すことを傾聴していればよいのか，カウンセラーの考えも伝えてよいのかと迷うときには，伝えることがクライエントの支援になるかどうかで決めるのではないだろうか。クライエントは知らないから動けないかもしれないし，カウンセラーが伝えたことをヒントに考えられるかもしれない。大事なことはクライエントの選択肢を豊かにすることであって，実行するのはクライエントの意思である，という立場にカウンセラーがいるということである。

　また，クライエントが意思を決められないために相談に来ていることも多い。そのときには，そのクライエントの状況にどんな支援をしていくのか，意思決定ができないのか，弱いのか，決めないことで自分を守っているのか，スーパービジョンを受けながら進めることをお勧めしたい。自我形成のテーマなのか，自己成長のテーマとしてとらえるのかは，カウンセラーのよって立つ理論により異なるであろう。

　次はハー（Heer,E.L.）とクレイマー（Cramer,S.H.）によるカウンセリングの定義だが，カウンセリング・プロセスの特徴がよくわかる。「カウンセリングの専門家であるカウンセラーと，何らかの問題を解決すべく援助を求めているクライエントとがダイナミックに相互作用し，カウンセラーはさまざまの援

助行動を通して，自分の行動に責任をもつクライエントが自己理解を深め，『よい（積極的・建設的）』意思決定という形で行動がとれるようになるのを援助する。そしてこの援助過程を通して，クライエントが自分の成りうる人間に向かって成長し，成りうる人になること，つまり，社会のなかでその人なりに最高に機能できる自発的で独立した人として自分の人生を歩むようになることを究極的目的とする」（渡辺，2002，p.8）。

　カウンセラーはクライエントの同意を得るプロセスを経て，クライエントが取り組む気持ちになっていることからカウンセリングを進めていく。その際には各種心理療法など，目標の設定にあったものを提案する準備も必要である。

　カウンセラーは次回に向けて，クライエントとカウンセリングでかかわる課題やクライエント像を整理していくことになる。クライエントが解決したい問題を整理しながら（話の流れで），クライエントが強く訴えていたことを見えるように列挙してみる（紙に書く・描く）とよい。

　カウンセラーが心に留めておきたいことは，難しい問題から取り組まないことである。クライエントは実はその難しい問題のために来談しているから，そこに焦点を当てることを期待している。しかし，簡単にはいかないから来談しているのであって，それを解決するための糸口的なことから取り組むのがよい。

　さて，カウンセラーとしてはスーパービジョンを受けるなどして，問題の把握が整理でき，目標の設定に具体的な進め方の共有をできるといいなと思いつつ，次回のクライエントとの面接に臨むところまで進んだとしよう。当日になって，予定は予定でしかなく，思いもよらない方向に話が進んでいく経験をすることも多く，「来談者中心に傾聴」している時間の大切さをかみしめることになる。クライエントは，面接から面接までの生活空間や時間の流れの中でカウンセラーに伝えたいことがあふれているかもしれない。柔軟な対応と臨機応変にあわせる訓練はクライエントから学ぶことになる。

　ロジャーズには，過程尺度（プロセス・スケール）の研究があり，カウンセリングを受けると人間に変化が起きること（豊かな方向に向かって動き出すこと），それにはクライエントが「自分は十分に受け入れられている」と経験していることが条件となることを示した（岸田，1990，1998）。

IV章　スーパービジョンの実際―「産業現場」の視点から

クライエントは悩みの渦中にいるのか，今までの価値観の見直し段階にいるのか，この先の新たな道への抵抗を示しているのか。揺れ動きながら自己の成長を模索しているクライエントが今立っている位置が，過程尺度などを参考とすることでわかる。そして，クライエントの歩みを尊重しながら，成長へのプロセスを目標にしていく。

（3）「問題の把握」→「目標の設定」→「目標の達成」をくり返しながら終結へ

第2段階→第3段階→第4段階→（新たな・次の）第2段階→……

カウンセリングの回数が進んでいくその経過中に，クライエントが生物的・心理的・社会的・経済的な視点で問題の整理をしながら，どこから取り組むかをほぐしていくような会話の流れができることもある。話を聴きながら，会話しながら（アクティブリスニング）第2段階から第3段階へ，さらにそこで話していた問題がいつの間にか苦にならなくなってきて，次の課題に取り組みだすという流れともなる。

第3段階で取り組む課題が具体的になると，次の第4段階の目標達成に向かうことになる。目標達成に向かって進めていくこの段階の特徴は，来談者中心療法や認知行動療法，フォーカシングやゲシュタルト，アサーティブコミュニケーショントレーニングやキャリア・カウンセリングといった各種心理療法が選択され使われる段階であるということである。

カウンセリングのプロセスの研究をしていたロジャーズは1942年にプロセスを12の段階で提示している（岸田，1990）。そこには，否定的な感情・見方から肯定的な感情・見方が混じって語られてくるとクライエントに気づきが起こり，行動や言動に反映されていくプロセスが示されている。その後さらに，自己理解が進み，自己肯定感が増していき，「どう決心したらよいか，どの方向に進んでいけばよいかということがクライエントに分かってくる」という段階になる。このように主体的に動き出すクライエントは，第3段階から第4段階に進んでいくプロセスにあり，行動変容を伴う終結へと向かう。

（4）キャリア・カウンセリングから学ぶプロセス

　産業カウンセリングの領域の中にキャリア・カウンセリングがある。キャリア・カウンセリングの目的は，進路相談，職業相談，働く人へのキャリアコンサルティング，企業内での問題，能力開発などの支援であり，ライフ・キャリアの視点も入ってきて，生活・経済に欠かせない領域である。実際のキャリア・カウンセリングにおいては，さまざまな技法を使うが，進め方として「システマティック・アプローチ」をとる（木村，2018）。

　この「システマティック・アプローチ」は，カウンセリングのプロセスとして他領域のカウンセリングに通用する部分をもっていると思われるので紹介したい。カウンセリングの申込みを受けて，カウンセリング面接が始まると，人間関係の樹立→問題の把握（ここで職業やキャリアの問題かどうかを評価することも入る）→目標の設定→方策の実行（問題解決に向けての種々の方法)，のように進めていく。そして，問題の把握の段階で吟味することは，

　　1）主訴（初回，来談の目的をきいたときに語られたこと）

　　2）クライエントが強く訴えたこと（いくつもあるかもしれない）

　　3）キャリアコンサルタントが気になるクライエントの問題点

に分けられる。

　1）の主訴は，初回または就労支援の相談受付窓口で「どんなことでおいでになりましたか」など来談理由の問いかけに対して，クライエントが語ったことまたは記入したことである。ここにどんな目的をかなえるために相談に来たのか，解決の目標は何かを聞いて，カウンセリングを行う契約をする。主訴の目的がかなったら，そのことに関しては終わったことを確認する。「就職したい」であれば，「就職先が具体的に決まる」ことである。

　2）では，傾聴によってクライエントの考えていることや希望していることを把握しながら，クライエントに確認する応答が大切なかかわり方になる。

　「キャリアの相談」と「就職活動の相談」，「転職の相談」で援助または支援の方法が異なってくるからである。クライエントは何が問題なのかを列挙してくれるわけではないので，キャリアコンサルタントから伝え返したり，要約したりする。

　情報がほしい，アドバイスをもらいたいと思って来ていても受身に慣れてい

ると「欲求・要望」「お願い」の言葉が実際に出てこないクライエントもいる。キャリアコンサルタントがクライエントの目標や希望をうまく整理できないときに，スーパービジョンを受けに行くと，「会話のモデルをやっていますか」とアドバイスされるかもしれない（日常で使ったことのない言葉や経験したことのない会話は思いつきもしないのが普通であるから）。

　３）キャリアコンサルタントが気になるクライエントの問題には，実際的な支援が必要なことがある。書類の書き方のアドバイス，モデリング，面接の訓練など，必要に応じて支援していく。

　問題の把握ができたら，目標の設定，方策の実行に進む。クライエントがキャリア・カウンセリングを受けたくなるときには，多少の迷いがありながら，結果を得たいという目標をめざしている。その強い意志をバックアップする役割がキャリアコンサルタントにはある。

　キャリア・カウンセリングは，人生の生き方，自分の納得，選択への躊躇など，現実的問題でありながら，将来の展望にかかわるような課題も領域としている。生活ができるためにという現実的な選択・意思決定と，自分を活かせていない・活かすにはいつからという，人生が長くなったからこそのキャリアのテーマが出てきている。

Column

ファシリテーターから実技指導者へ

　産業カウンセラーの役割として，グループワークのファシリテーターが求められることがある。このファシリテーターの呼称に関連して，産業カウンセラーの養成に携わる協会会員を「実技指導者」と称するようになった経緯を記しておきたい。

　産業カウンセラー養成講座の「実技指導者」という名称は，旧労働省認可による技能審査としての産業カウンセラー試験が開始された1992年を機に決められた。かつてファシリテーターと呼んでいた教室も多くあったが，指導者なのか，ファシリテーターなのか，トレーナーなのか，インストラクターなのかと話し合った。

今日の日本産業カウンセラー協会発展の礎を築いたともいえる藤縄正勝会長・石川孔英常務理事の時代である。

　「実技指導者」に決めた理由は，養成講座にはプログラムがあり，資格試験の受験資格を取得する講座として，全国の教室の進度とレベルの統一が要請されたからである。ファシリテーターから「実技指導者」となり，ばらばらだった役割認識がかなり一致してきた。カウンセラーとしての実技を指導して育てることを役割の中心に置いた。ロジャーズ等が開発したBEG（ベーシック・エンカウンター・グループ）のファシリテーターとは役割が違うことと，資格制度にかかわる育成の役割を理解した。「名は体を表す」のとおりに変化したと思った。

引用・参考文献

Ⅰ章

1節

Bernard, M. & Goodyear, K.（2009）*Fundamentals of Clinical Supervision.* Person Education.

平木典子（2017）『増補改訂 心理臨床スーパービジョン』金剛出版

Holloway, E.L.（1995）*Clinical Supervision:A Systems Approach.*Sage.

岩崎徹也（2000）「スーパービジョンの役割と方法」『精神分析研究』, 44（3）

F.W.カスロー編（岡堂哲雄・平木典子訳編）（1990）『心理臨床スーパーヴィジョン』誠信書房

中山遼平・四本裕子（2014）メタ認知 脳科学辞典 DOI：10.14931/bsd.2412

日本産業カウンセリング学会HP：スーパーバイザー倫理指針http://www.jaic.jp/society/rule/supervisor_guidelines.pdf

日本精神分析協会HP: http://www.jpas.jp/ja/

認定社会福祉士認証・認定機構HP: http://www.jacsw.or.jp/ninteikikou/

小此木啓吾他編（2002）『精神分析事典』岩崎学術出版社

鑪幹八郎（2000）「スーパーヴィジョンの役割と諸問題」『精神分析研究』, 44（3）

2節

平木典子（2008）スーパーヴィジョン 日本産業カウンセリング学会（監修）・松原達哉・木村周・桐村晋次・平木典子・楡木満生・小澤康司（編集） 産業カウンセリング辞典 金子書房, pp.244-246.

平木典子（2012）心理臨床スーパーヴィジョン―学派を超えた統合モデル 金剛出版

平木典子（2017）増補改訂 心理臨床スーパーヴィジョン―学派を超えた統合モデル 金剛出版

Holloway, E.（1995）*Clinical Supervision : A Systems approach.* Thousand Oaks, CA : Sage.

石隈利紀（1999）学校心理学―教師・スクールカウンセラー・保護者のチームによる心理教育的援助サービス 誠信書房

厚生労働省（2019）キャリアコンサルタントの継続的な学びの促進に関する報告書（平成31年1月10日）

三川俊樹（2010）スーパービジョンの機能とその発達 産業カウンセリング研究, 12, 56-61.（日本産業カウンセリング学会第13回大会 大会企画シンポジウムⅡ 「スーパービジョンによる専門性の向上」所収のシンポジウム記録, pp.51-69.）

三川俊樹（2014）スーパービジョンに関する一考察―日本産業カウンセリング学会におけるスーパーバイザーの養成・訓練を担当して 追手門学院大学地域支援心理研究センター紀要, 11, pp.72-86.

三川俊樹（2015）スーパービジョンに関する一考察（2）―スーパービジョンの課題とスーパーバイザーの機能 追手門学院大学地域支援心理研究センター紀要, 12, pp.64-73.

第Ⅱ章

上里一郎監修（1993）心理アセスメントハンドブック　西村書店

林潔・他共著（1998）〈新訂版〉カウンセリングと心理テスト　ブレーン出版

金子心理研究所編（2006）KT性格検査実施マニュアル　金子書房

松原達哉・他編（2011）カウンセリング心理学ハンドブック〔下巻〕金子書房

日本産業カウンセラー協会編（2014）産業カウンセリング　日本産業カウンセラー協会

日本テスト学会編（2007）テスト・スタンダード—日本のテストの将来に向けて　金子書房

下山晴彦他編（2008）実践心理アセスメント　日本評論社

瀧本孝雄（2006）カウンセリングへの招待　サイエンス社

瀧本孝雄（2014）キーワード　カウンセリングと心理アセスメント—学習入門から実務ニーズまで　金子書房

詫摩武俊監修（1986）パッケージ性格の心理　ブレーン出版

東京大学心療内科TEG研究会編（2006）新板TEG 解説とエゴグラムパターン　金子書房

内田勇三郎（1964）内田クレペリン精神検査手引　日本・精神技術研究所

第Ⅲ章

Bambling,M., King,R., Raue,P.,Schweitzer,R., & Lambert,W.（2006）Clinical supervision: Its influence on client-rated working alliance and client symptom reduction in the brief treatment of major depression. *Psychotherapy Research*,16（3）、317-331.

British Association for Counselling and Psychotherapy（BACP）（2018）*Supervision. Information and resources for practitioners and supervisors.* https://www.bacp.co.uk/membership/supervision/

平木典子（2017）増補改訂 心理臨床スーパーヴィジョン　—学派を超えた統合モデル—　金剛出版

Orlinsky,D.E., Rønnestad,M.H.（Eds）（2005）*How psychotherapy develop: A study of therapeutic work and professional growth.* Washington,DC: American Psychological Association.

杉村省吾（1999）事例研究法　氏原寛・小川捷之・東山紘久・村瀬孝雄・山中康裕（編）心理臨床大事典　培風館 pp.162-167.

Skovholt,T.M., & Rønnestad,M.H.（1992）*The evolving professional self: Stages and themes in therapist and counselor development.* Oxford, England: John Wiley & Sons.

UK Council for Psychotherapy（2012）*UKCP Supervision Policy* 2012.

https://www.psychotherapy.org.uk/wp-content/uploads/2016/09/UKCP-Supervision- Policy-March-2012.pdf（2011年10月15日）

Weaks,D.（2002）Unlocking the secrets of "good supervision" : A phenomenological exploration of experienced counsellors' perceptions of good supervision. *Counselling and Psychotherapy Research*, 2（1）, 33-9.

Wheeler,S., & Richards,K.（2007）*The impact of clinical supervision on counselors and therapists, their practice and their clients: A systematic review of the literature.* Lutterworth: BACP.

第Ⅳ章

1 節

平木典子（1984）カウンセリングの話　光村図書

伊東博（1995）カウンセリング［第四版］誠信書房

國分康孝（1981）カウンセリングの理論　誠信書房

國分康孝（1998）カウンセリング心理学入門　ＰＨＰ新書　p.43.

前田重治（1994）続図説　臨床精神分析学　誠信書房　p.55.

前田重治（1978）心理療法の進め方―簡易精神分析の実際　創元社　p.74.

松原達哉（1988）カウンセリング入門　ぎょうせい

村瀬嘉代子（2018）ジェネラリストとしての心理臨床家　金剛出版

日本産業カウンセラー協会（1995）「そうだ！相談に行こう!!―産業カウンセリング事例集 Ⅰ」

日本産業カウンセラー協会（2013）「産業カウンセリング実務必携―面接記録から事例検討へ」

日本産業カウンセラー協会（2017）産業カウンセラー養成講座テキスト「産業カウンセリン
　　グ」　日本産業カウンセラー協会

岡本祐子（1997）中年からのアイデンティティ発達の心理学　ナカニシヤ出版

下山晴彦（2000）これからの臨床心理学　臨床心理学を学ぶ①　東京大学出版会

鑪幹八郎（1990）アイデンティティの心理学　講談社現代新書

氏原寛（1975）カウンセリングの実際　創元社

2 節

G・イーガン（1998）カウンセリング・テキスト　鳴澤實・飯田栄訳　創元社

平木典子（1997）　カウンセリングとは何か　朝日選書

乾吉佑・飯長喜一郎（1993）産業心理臨床　心理臨床プラクティス第 4 巻　星和書店

木村周（2018）キャリアコンサルティング理論と実際［5 訂版］　雇用問題研究会

H.カーシェンバウム・V.L.ヘンダーソン編（2001）ロジャーズ選集上・下巻　伊東博・村山
　　正治監訳　誠信書房

岸田博（1990）来談者中心カウンセリング私論　道和書院　pp.168-219.

岸田博（1998）「心理療法の過程方程式と過程尺度の考え方」『現代のエスプリ 374　クライ
　　エント中心療法』至文堂

奥村茉莉子・統合的心理療法研究会編（2015）村瀬嘉代子のスーパービジョン　金剛出版

渡辺三枝子（2002）新版カウンセリング心理学―カウンセラーの専門性と責任性　ナカニシ
　　ヤ出版

資料

本答申が行われた経緯について

　2013年12月「協会スーパーバイザー選考研修」の際に，評価を委託した専門家から「スーパーバイザーの育成に課題がある」等の指摘があった。こうした指摘を受け，協会が認定するスーパーバイザーと会員対象のスーパービジョン制度のあり方について検討することとした。

　検討は，選考研修にかかわり問題点を最も把握している「協会スーパーバイザー認定委員会」が，理事会からの諮問を受け，1年間「協会スーパービジョン制度検討委員会」としての任務を併せて担う形で行われた。

　本答申には，協会スーパービジョン制度の歴史が簡潔に述べられている。また，「『産業カウンセラースーパーバイザー』に求められる能力」としてまとめられた7項目は，その後の協会スーパーバイザー選考の評価着眼点として，認定されたスーパーバイザーの研修のテーマとして活用されている。

〈答申〉協会スーパービジョン制度のあり方について（抜粋）

2015年2月24日
一般社団法人日本産業カウンセラー協会
協会スーパービジョン制度検討委員会

Ｉ　はじめに——日本産業カウンセラー協会のスーパービジョン制度の歩み

　当協会が制度としてスーパービジョンを位置づけたのは1990年代である。1992年，初級，中級，上級の各級産業カウンセラー資格試験が，労働大臣認定の技能審査として認められた（産業カウンセラーの公的資格化）。このうち上級産業カウンセラーに求められる指導性の一つとして，「初級・中級産業カウ

ンセラーに対して，産業カウンセラーとしてのスーパービジョンができること」が明示されている。

　産業カウンセラーの公的資格化などにより，急激に会員が増加する一方，公益法人への批判が高まっていた時期だった。そこで，産業カウンセラーが公的資格にふさわしい専門職として社会的責任を果たすため，倫理綱領が制定され，自己研鑽制度（能力向上学習支援システム）がつくられ，その一環として1999年にスーパービジョン制度が設けられ，14名が協会スーパーバイザーとして委嘱された。スーパービジョンを有資格者会員の研鑽義務として明示した協会の制度は，外部専門家からも我が国における草分け的な取り組みとして評価された。

　2000年代になって政府の規制緩和の動きの中で技能審査制度の見直しが行われ，2002年度には協会認定の民間資格となった。その後資格名称が変更され，「初級」が「産業」，「中級」が「シニア」となった。なお，上級産業カウンセラー試験は現在行われていない。

　産業カウンセラーが民間資格となった後も有資格者と会員の増加があり，自殺者の急増やメンタルヘルス対策への社会的要請を背景に，専門職として産業カウンセリング業務に携わる人は増加傾向にある。

　2009年には，支部・地区事務所の相談室カウンセラーおよび企業・団体のカウンセリング業務受託カウンセラーへのスーパービジョンを受けることを徹底するための第一段階として，少なくともグループスーパービジョンの機会を設けることを支部に義務化した。

　これらを受けて，スーパーバイザーの拡充が急務であったので，2011年に70名が認定・委嘱された。スーパーバイザーの認定と更新を3年毎に行うこととし，2013年12月に新規の認定と2011年に認定されたスーパーバイザーの更新（再認定）研修を行った。その結果，2014年4月に68名のスーパーバイザーが委嘱された。

　2013年の選考研修を通して，いくつかの改善点や新たな課題が明らかになった。そこで，スーパーバイザー認定委員会を改組したスーパービジョン制度検討委員会が1年間限定で発足した。

Ⅱ　基本的な考え方

　「産業カウンセラー」などを専門職（職業）としている会員が倫理綱領に基づき，業務を進めるために必要なものとしてスーパービジョンを位置づける。

１．個人スーパービジョン（個人ＳＶ），グループスーパービジョン（ＧＳＶ）のいずれも，平等に受けることができる制度とする。

２．実際のスーパービジョンにおいてバイジーが適切な指導を受け，「前に進める」「やる気が出る」ものとする。このことを通じて制度の普及を進める。

３．制度普及のため，産業カウンセラー養成講座や会報などのさまざまな機会にスーパービジョン制度について広報活動を行う。

４．スーパービジョンを受けやすくする方法について，さらに検討する。

５．協会スーパーバイザーを構想するにあたり，上級産業カウンセラーに求められた「実績に基づいた指導能力」を踏まえる。

Ⅲ　具体的な提案内容

１．協会スーパーバイザーの名称変更

　協会スーパーバイザーの正式名称を「産業カウンセラースーパーバイザー」とする。

　特定の療法に専門特化したスーパーバイザーではなく，産業カウンセラーに対して幅広い知見でスーパービジョンができることを明確にするために，この名称を提案する。

２．「産業カウンセラースーパーバイザー」に求められる能力

　「産業カウンセラースーパーバイザー」は，産業カウンセラーとして産業カウンセリングの実践経験が豊富であり，高度な技能（スキル）や知識をもってスーパービジョンができる人である。具体的な能力要件は次のようなものである。

①バイジーに対して，産業カウンセラーとしてのモデルを示すことができる。〈モデリング力〉

②バイジーが困っていることについて，バイジーが現場で求められている役割（枠組み）にそって，適切な助言や最新の情報提供ができる。〈現実対応力〉

③スーパービジョンを通じてバイジーが気づき（自己理解・自己洞察）を得られるようなやりとりができ，結果としてバイジーがカウンセリングに活かすことができる。〈コミュニケーション力〉

④バイジーに対して，組織対応などのコンサルテーションができる。〈コンサルテーション力〉

⑤バイジーが，ケースの見方，目標設定，カウンセリングプロセスを理解できるように援助する。〈カウンセリング力〉

⑥バイジー自身がもっている知識，経験，技能の活用を促し，不足している知識や取り組む課題を示すことができる。〈リソースの理解力〉

⑦バイジーが面接場面でできていることを認め，バイジーの自信，意欲，自己肯定感を喚起することができる。〈基本的姿勢〉

あとがき

　このあとがきを書く機会をいただいて本当に感動と感謝をしています。

　私事になりますが，ある団体でスーパービジョンをたくさん受けていました。もちろんのことなのですが，スーパーバイザーによってまったく解釈が違います。それが必ずしも悪くはないのですが，その方の拠って立つ療法ばかりで説明されたりします（たとえば，基本は同じでしょうが，フロイトとユングのように解釈は違ってきます）。はたして，スーパービジョンとはどういうことだろうか，基準はあるのだろうかと悩んでいました。

　そうした時期に，（一社）日本産業カウンセリング学会がスーパーバイザー養成講座を開催するということを知り，一期生として学びました。平木典子先生たちが何年もかかって準備されてきたと聞きます。平木典子先生の言葉「野に放たれたカウンセラーのために」がこころに残っています。スーパーバイザーが育成されることの必要性を感じました。

　本書では，その講座で中心的に指導されてきた先生方，カウンセリングやメンタルヘルスなどの分野で活躍されている先生方にご執筆いただきました。

　そしてさまざまな方向からのスーパービジョンを受けた事例を現場のシニア産業カウンセラーの方から提供していただきました。経験豊かなカウンセラーの方にも役立つよう，産業カウンセリングを未知の世界と思っている方々にも学びの導きとなるようにと編集いたしました。いかがでしょうか。

　ご多忙のところを快諾し執筆していただきました先生方，また事例を提供していただいたシニア産業カウンセラーの方々，本当に感謝に堪えません。

　協会スーパーバイザー認定委員会のメンバーのみなさん，そして事務局でまとめていただいた伊藤とく美さん，清水恵美子さん，ありがとうございました。金子書房の井上誠さん，木澤英紀さん，かずかずのお世話になりました。

　本書が広く社会に役に立つことを願っています。

2019年（令和元年）8月
　　　　　　　一般社団法人日本産業カウンセラー協会副会長　　濵田　多美代

執筆者一覧（執筆順）

尾久裕紀	大妻女子大学人間関係学部教授
三川俊樹	追手門学院大学心理学部教授
瀧本孝雄	獨協大学名誉教授
末武康弘	法政大学現代福祉学部教授
宮城まり子	キャリア心理学研究所代表
石﨑一記	東京成徳大学応用心理学部教授
寺田正美	日本産業カウンセリング学会認定スーパーバイザー・メンター
宮崎圭子	跡見学園女子大学心理学部教授
河野慶三	河野慶三産業医事務所
渋谷武子	千駄ヶ谷カウンセリングルーム代表

事例提供者（50音順）

上村朋子
小松原智子
佐藤　進
竹本潤子
立和名美保子
南　幸恵
柳沢敬子

産業現場の事例で学ぶ

カウンセラーのためのスーパービジョン活用法

2019年10月25日　初版第 1 刷発行　　　　　　　　　　　　　〔検印省略〕

編　集　　一般社団法人 日本産業カウンセラー協会
発行者　　金子　紀子
発行所　　株式会社 金子書房

〒112-0012　東京都文京区大塚3-3-7
TEL　03(3941)0111(代)
FAX　03(3941)0163
振替　00180-9-103376
URL　http://www.kanekoshobo.co.jp

印刷　藤原印刷株式会社
製本　一色製本株式会社

© Japan Industrial Counselors Association 2019
Printed in Japan
ISBN978-4-7608-2672-8　C3011